D1920252

Andrea Friese, Anne Halbach

Das Pflanzenbuch

Gärtnerisches Gestalten im ganzen Jahr

VINCENTZ NETWORK

Bibliografische Information der Deutschen Nationalbibliothek

Die Deutsche Nationalbibliothek verzeichnet diese Publikation in der Deutschen Nationalbibliografie; detaillierte bibliografische Daten sind im Internet über «http://dnb.d-nb.de» abrufbar.

Bildnachweis

S. 11: © tunedin, S. 20: © Nataliya Dvukhimenna, S. 24: © hearmyname, S. 33: © TwilightArtPictures, S.35: © Good-Mood Photo, S.35: © ExQuisine, S. 52: © kamasigns, S. 56: © Krawczyk-Foto, S. 60: © ArtemSam, S. 62: © Alexander Raths, S. 85: © Anna E, S. 98: © Bernd S., S. 110: © Maksim Pasko, S. 116: © ifoto, © emer, © Carola Vahldiek, © mouzes, © Harald Biebel, © Wolfisch, © Wolfisch, © sbp321, © galgoczygabriel
Alle weiteren Bilder: © Andrea Friese, Anne Halbach

Sämtliche Angaben und Darstellungen in diesem Buch entsprechen dem aktuellen Stand des Wissens und sind bestmöglich aufbereitet.
Der Verlag und der Autor können jedoch trotzdem keine Haftung für Schäden übernehmen, die im Zusammenhang mit Inhalten dieses Buches entstehen.

Das Werk, einschließlich seiner Einzelbeiträge und Abbildungen ist urheberrechtlich geschützt. Jede Verwertung außerhalb der engen Grenzen des Urhebergesetzes ist ohne Zustimmung des Verlages unzulässig und strafbar. Dies gilt insbesondere für Vervielfältigungen, Übersetzungen, Mikroverfilmungen und die Einspeicherung und Verarbeitung in elektronischen Systemen.

Die Wiedergabe von Gebrauchsnamen, Warenbezeichnungen und Handelsnamen in diesem Buch berechtigt nicht zu der Annahme, dass solche Namen ohne Weiteres von jedermann benutzt werden dürfen. Vielmehr handelt es sich häufig um geschützte, eingetragene Warenzeichen.

© VINCENTZ NETWORK, Hannover 2015
Besuchen Sie uns im Internet: www.altenpflege-online.net

Illustrationen, Gestaltung und Durchführung:
Spiess-Reimann-Design, Laatzen
Druck: BWH GmbH, Hannover
ISBN 978-3-86630-435-2

Die Buch-Landkarte für das Pflanzenbuch

Seit 2008 finden Sie in den Büchern von Vincentz Network eine solche Landkarte in Form eines Mind Maps®. Sie dient der Orientierung und stellt das Thema des Buches in einen übergeordneten Zusammenhang zur Pflege. Außerdem erklärt die Buch-Landkarte, welches Thema im aktuellen Buch behandelt wird.
Viel Spaß beim Entdecken!

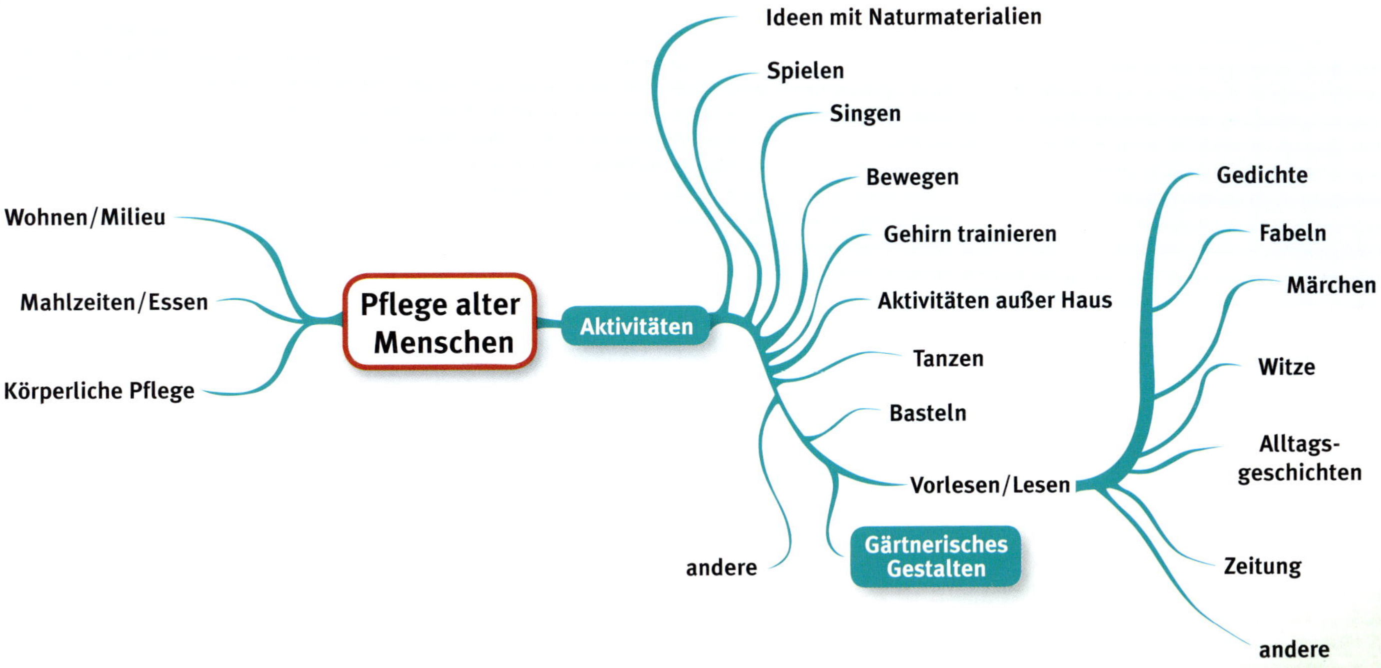

Einführung

Das Pflanzenbuch – Gärtnerisches Gestalten im ganzen Jahr

Gärtnern als Quelle des Wohlbefindens

Für viele Menschen – besonders für diejenigen aus ländlichen Gebieten – war der Garten früher ein wichtiger Bezugspunkt im Leben, war doch der Nutzgarten oftmals ein fester Bestandteil der Selbstversorgung. Jedoch auch auf Blumen und Pflanzen in ihren Ziergärten oder auf dem Balkon waren die alten Menschen früher sehr stolz.

Uns ist zudem die Betonung der gesundheitsförderlichen Wirkung von Grünräumen (Blumen, Pflanzen, Garten ...) besonders wichtig.
In Studien wurden folgende Zusammenhänge aufgezeigt:

- Je größer der Anteil einer Grünfläche in der Wohnumgebung ist, umso besser wird die geistige Gesundheit eingeschätzt (de Vries et al. 2003; Maas et al. 2006).
- Pflanzen im häuslichen Umfeld können zur Regeneration der Kräfte beitragen. Krankenhauspatienten zählen Grün im Zimmer, einen Blick ins Grüne und Gärten zu den wichtigsten Elementen im Heilungsprozess (Kellert 2005).
- Personen, die gärtnern, äußern größere Zufriedenheit als andere (Waliczek et al. 2005).
- Ein Vergleich gewalttätiger Akte von Alzheimer-Patienten im Abstand von einem Jahr dokumentierte in Pflegeeinrichtungen mit Gärten eine Stagnation und teilweise Abnahme, in den ohne Gärten eine dramatische Zunahme (Kuo und Sullivan 2001).
- Nach Einrichtung eines Healing Gardens im Alzheimer Hospital Vancouver nahmen gewalttätige Vorfälle innerhalb einen Jahres um 19% ab. Schon wenige Minuten eines visuellen Naturkontaktes führen zur Stressreduktion
(Better Places for Health and Well Being 2002).

Zusammenfassend lässt sich sagen: Der Umgang mit Blumen und Pflanzen erzeugt positive Gefühle wie Stimmungen, Erholung, Wohlbefinden, Glück und reduziert negative Gefühle einschließlich Aggression, Angst und Ärger. Zudem kann der Prozess des Gärtnerns das Selbstbewusstsein und somit die Zufriedenheit mit der eigenen Person erhöhen, indem Verantwortung übernommen wird und das Pflanzenwachstum Erfolge sichtbar macht.

Mit Blumen und Pflanzen durch das Jahr – auch in der Wohnung

In den meisten Alten- und Pflegeeinrichtungen – ob in der Stadt, am Stadtrand oder in ländlichen Gegenden – gibt es eine schön gestaltete Park- und Gartenanlage, in der Bewohnerinnen und Bewohner, ihre Angehörigen und Gäste spazieren gehen, Feste feiern oder sich einfach nur auf der Gartenbank sitzend erholen können. Oft gibt es auch Hochbeete, in denen Bewohner gemeinsam mit Pflege- und Betreuungskräften Gemüse, Beeren, Kräuter und Blumen anpflanzen, ernten und verarbeiten. Sowohl an Demenz erkrankte als auch körperlich eingeschränkte Personen können daran teilnehmen.
In den Heimen oder Wohngemeinschaften ergibt sich jedoch nicht immer die Gelegenheit, draußen zu gärtnern, sei es dem Wetter geschuldet, der kalten Jahreszeit oder der Befindlichkeit von Bewohnern. Auch bettlägerige oder immobile Personen müssen meistens auf solche Tätigkeiten, die vielleicht früher viel Freude bereitet haben, verzichten.
Besonders diesen Menschen möchten wir den Garten und die Natur ins Haus holen. Die Betreuungspersonen sollten einfach einmal unkonventionelle Dinge wagen, sei es das Erdbeerbeet auf der Fensterbank oder die Kartoffelernte im Topf.

Die Arbeiten, die wir in diesem Buch vorstellen, sind mit Bewohnerinnen und Bewohnern im stationären Bereich erprobt: in der Nachmittagsrunde, in intergenerativen Gruppenangeboten und sogar teilweise am Pflegebett. Teilgenommen haben Menschen mit und ohne kognitive Störungen, mit und ohne körperliche Einschränkungen. Voraussetzung war und ist für ein solches Angebot: Spaß am gärtnerischen Gestalten und Mut zum Ausprobieren von neuen Techniken. Und wer einfach nur dabei sein möchte, kann zuschauen oder kleine Hilfestellungen geben. Beim geselligen Beisammensein wird nicht nur „gearbeitet", sondern auch gescherzt, gelacht, erzählt, geraten, gesungen ... alles, was zum Thema passt.

Die gärtnerischen Ergebnisse der Arbeiten, die wir in diesem Buch vorstellen, sind vielfältig und regen alle Sinne an, ob es Kreationen als Tischschmuck zum Sehen und Riechen oder verarbeitete Kräuter und Beeren zum gustatorischen Genießen sind.
Bewährt haben sich Präsentationen der Erzeugnisse auf Sommer- oder Weihnachtsbasaren. Der Stolz der Teilnehmer auf ihre Produkte wird dadurch auch in der Öffentlichkeit sichtbar. Nicht zuletzt ist eine solche Aktion eine Werbemaßnahme für die Einrichtung nach außen hin.

Gründung einer Gartengruppe

Im Rahmen angespannter Personalsituation in stationären Einrichtungen kann es sinnvoll sein, Bewohner zur Gründung einer Gartengruppe zu animieren. Diese kann unter Federführung von hauptamtlich oder ehrenamtlich tätigen Personen agieren – wichtig ist, dass die Anleiterin oder der Anleiter Spaß an der Arbeit mit Blumen und Pflanzen hat. Die Gruppe kann sich einen Namen geben, z.B. „Gartenfreunde Grüner Daumen" oder „Die fleißigen Lieschen" – der Fantasie sind hier keine Grenzen gesetzt.
Im Jahresverlauf bieten sich viele Tätigkeiten an, die diese Gruppe neben der wöchentlichen Aktivierung mit Blumen und Pflanzen durchführen kann, z. B.

- Übernahme der Verantwortung für die Blumen und Pflanzen in den Fluren und Gemeinschaftsräumen (Gießen, Düngen ...),
- Besuche bei immobilen Bewohnern mit einem „rollenden Blumenwagen",
- Einladen zu Veranstaltungen rund um Blumen und Pflanzen (Basar, Pflanzentauschbörse, Tag des Offenen Gartens ...),
- Organisation von Exkursionen und Ausflügen zum Botanischen Garten oder Pflanzenausstellungen
- und vieles mehr.

Material

Zu jeder Einheit haben wir das benötigte Material aufgelistet. Als Grundausstattung sollte folgendes Zubehör vorhanden sein:

- Plastiktischdecken zum Schutz der „Arbeitsplätze“ gibt es günstig zu kaufen, evtl. vom Meter. Ausrangierte Platzdeckchen können auch genutzt werden.
- Schürzen zum Schutz der Kleidung haben die Teilnehmer sicherlich selbst; ein Gemeinschaftsgefühl entsteht, wenn alle in der Gartengruppe die gleiche Schürze haben, vielleicht mit dem Gruppennamen versehen.
- Kleine Pflanzschaufeln dienen zum Ein- und Umpflanzen.
- Mit Blumengabeln wird die Erde in den Gefäßen gelockert und belüftet.
- Gartenhandschuhe schützen die Hände, besonders bei der Arbeit mit stachligen Pflanzen.
- Kleine Blumentöpfchen aus Plastik gibt es oft kostenlos in Gärtnereien – bitte nachfragen. Alternativ können auch ausgespülte Joghurtbecher (z.B. von Fruchtzwergen) zum Anzüchten verwendet werden.
- Kleine Anzuchtboxen gibt es für wenig Geld im Fachhandel zu kaufen; man kann aber auch ein ausgedientes Aquarium zum Mini-Gewächshaus umfunktionieren.
- Bei der Gartenerde sollten Sie nicht sparen – die Pflanzen werden es Ihnen danken!
- Gießkannen speziell für Kinder sind auch für Senioren zu empfehlen, da sie leicht handhabbar sind.

Im Serviceteil zum Schluss des Buches finden Sie eine Auswahl an Adressen von Versandhäusern für Gartenbedarf.

Rückenschonende Arbeitsplätze für Gärtner

Hier kann die Gartengruppe u. a. auch draußen aktiv sein:

- am Hochbeet im Garten,
- mit großen Kübeln auf der Terrasse,
- mit mobilen Pflanzkästen auf einem Teewagen oder Tisch,
- an einer treppenförmig gestalteten Stellage aus Holz.

Mini-Gewächshäuser selber bauen

Zur Pflanzenanzucht geeignete Mini-Gewächshäuser für die Fensterbank können Sie sich schnell und einfach selbst herstellen.

Eine Anzuchtstation besteht aus folgenden Elementen:

1. ***Pflanzbehälter für das Anzuchtsubstrat***
   Als Pflanzbehälter lassen sich verwenden: Packungen von Quark, Joghurt, Sahne, Margarine, Sahnehering, Feinkostsalate, Milchkartons, Coffee-to-go-Becher … Abflusslöcher gegen Staunässe stanzen Sie z. B. mit Dosenpikern von innen nach außen, denn nur so kann das Wasser gut abtropfen.
2. ***Ein wasserdichtes Unterteil***
   Ihre Pflanztöpfchen brauchen als Unterlage eine wasserdichte geschlossene Fläche mit einem mehr oder weniger hohen Rand. Dazu können Sie alte Balkonkästen, alte Spankörbe oder andere Schalen verwenden, die Sie evtl. mit Folie auslegen. Einmachgläser sehen auf der Fensterbank besonders schön aus.
3. ***Eine transparente Haube, die belüftet werden kann***
   Geeignet sind z. B. die transparenten Schalen von Feldsalat oder untere Teile von Plastikflaschen, in die Sie Belüftungslöcher stanzen. Alternativ können Sie aus Metalldrähten einen Drahtrahmen formen, den Sie mit transparenter Folie überziehen. Ihrer Fantasie sind keine Grenzen gesetzt!

Und noch eine Idee zum Vortreiben der Samen von Kürbis, Gurken, Tomaten & Co.: Nehmen Sie eine leere Eierschachtel und packen Sie diese von unten in Alufolie oder stellen

Sie sie auf eine flache wasserdichte Schale. Nehmen Sie in der Mitte durchtrennte Eierschalen und legen Sie diese in die Mulden der Schachtel. Befüllen Sie die Eierschalen mit Erde und legen Sie die Saatkörner hinein. Nun wird alles mit der Sprühflasche angefeuchtet, eine Gefriertüte darüber gestreift und mit einer Wäscheklammer verschlossen. Wenn sich die kleinen Triebe zeigen, können Sie das Mini-Pflänzchen mitsamt der Eierschale in einen etwas größeren Topf pflanzen.

Durchführung

Die Vorbereitungen der einzelnen Arbeiten fangen schon im zeitigen Frühjahr an mit der Aufzucht der Setzlinge, die auf der Fensterbank gesät und gehegt werden. Deshalb geben wir immer wieder Hinweise auf Arbeiten, die zwischendurch getätigt werden sollten.

Um auch Bettlägerigen die Teilhabe an gärtnerischen Arbeiten zu ermöglichen, kann man im Handel mobile Tischbeete erwerben (Bezugsquelle s. Anhang) oder auch selbst bauen.

Die Teilnehmer an den gärtnerischen Aktivitäten sollen Gelegenheit bekommen, alle Sinne einzusetzen – die Blumen, Pflanzen und Früchte werden angeschaut, betastet, gefühlt und gerochen.

Geselliges Erzählen und Arbeiten

Nicht zuletzt werden dabei Erinnerungen wach und regen an zum Erzählen: über Erfahrungen und Erlebnisse aus der Kindheit, der Jugend und dem Erwachsenenleben. Zu jeder gärtnerischen Aktivität gibt es eine Rubrik mit Anregungen zur Geselligkeit, denn dieser Aspekt gehört nach unserer Ansicht mit dazu. Vielleicht wird dieser heitere Abschluss mit der Zeit zum Ritual.

„Tausche Tränendes Herz gegen Flammendes Käthchen ..."

Organisieren Sie – z. B. in Zusammenarbeit mit dem örtlichen Gartenbauverein – eine Pflanzentauschbörse. Hier bieten Sie Hobbygärtnern die Gelegenheit, Ableger, Stauden, Knollen, Zwiebeln. Kräuter, Teich- und Zimmerpflanzen sowie Sämereien zu tauschen. Gleichzeitig machen Sie Ihre Einrichtung in der Öffentlichkeit bekannt.

Viel Freude beim gemeinsamen Gärtnern wünschen Ihnen
Ihre
Andrea Friese & Anne Halbach

Inhaltsverzeichnis

* die beweglichen Feste wie Karneval, Ostern und Pfingsten wurden einer bestimmten Woche zugeordnet

Jetzt Code scannen und mehr bekommen ...

http://www.altenpflege-online.net/bonus

Ihr exklusiver Bonus an Informationen!
Ergänzend zu diesem Buch bietet Ihnen *Altenpflege* Bonus-Material zum Download an.
Scannen Sie den QR-Code oder geben Sie den Buch-Code unter www.altenpflege-online.net/bonus ein und erhalten Sie Zugang zu Ihren persönlichen kostenfreien Materialien!

Buch-Code: AH6559l

Was sprießt denn da?

Material:

- *Gläser oder Schalen oder ein Weckglas oder eine stapelbare Box,*
- *Watte oder Küchentücher aus Papier,*
- *Deckel oder Mulltuch zum Abdecken,*
- *div. Sprossen lose zu kaufen oder als Samentütchen.*

Den Trieb einer Pflanze innerhalb der ersten Keimtage nennt man Spross oder Keimling. Durch das Einweichen quillt der Samen und der Keim entwickelt sich. Eine hohe Nährstoffkonzentration wird gebildet, wie die Pflanze sie später nie wieder erreicht. Eiweiß, Vitamine und Mineralstoffe kommen in der Winterzeit gerade recht. Auf einem Ei, im Salat oder als kleine Sträußchen zum Gemüse gereicht, sehen sie appetitanregend aus!

Lassen Sie die Teilnehmer zusehen, wie Keime sprießen, und ernten Sie nach wenigen Tagen schon die ersten Sprossen.

Und so geht's:

- Bringen Sie unterschiedliche Samen mit und bereiten Sie eine Etagere vor, indem Sie die Böden mit Watte oder Zellstoff belegen.
- Der Belag wird mit frischen Leitungswasser getränkt.
- Die Samen werden in einem Sieb angefeuchtet und auf die Watte gestreut, so dass sie dicht an dicht liegen.
- Jeden Tag sollten die Samen in ein Sieb geschüttet und kurz abgebraust werden. Das überflüssige Wasser auf dem Papier wird abgeschüttet.
- Das Gefäß soll hell und warm stehen, aber nicht in der prallen Sonne.

Hätten Sie es gewusst?

Die schnelle und einfache Keimung der Kresse macht sie für die Wissenschaft und die professionellen Gärtner interessant. Wer wissen will, ob die Erde im Gewächshaus oder im Garten in Ordnung ist, nimmt ein wenig und sät darauf Kresse aus. Das Ergebnis zeigt sich in wenigen Tagen. Wenn vor der Gartenparty ein Malheur passiert ist, kann man einige Tage vorher Rasen- und Kressesamen auf der lädierten Stelle verteilen – man erkennt nur bei genauem Hinsehen, dass es kein Gras ist, das wächst später langsam durch die Kresse.

Tipp:

Ganz einfach – zum Ausprobieren – kann Kressesamen auf einem Teller oder in einer flachen Schale zum Keimen gebracht werden. Nach 4 bis 5 Tagen kann man die zarten Pflänzchen abschneiden.

Geselliges Erzählen und Arbeiten

Anregungen zum Gespräch

- Was kann man keimen lassen?
  Getreide wie Weizen, Hafer, Roggen ...
  Hülsenfrüchte wie Mungbohnen, Kichererbsen, Linsen ...
  Samen wie Buchweizen, Rettich, Kresse, Leinsamen, Radieschen ...
- Wenn die früheren Seefahrer lange unterwegs waren und keine frischen Lebensmittel bekamen, wurden sie krank – wie hieß die Krankheit? *Skorbut*
- Sprossen hätten da helfen können, aber sie hatten auch andere Lebensmittel, die bei dieser Krankheit halfen, welche? *Sauerkraut, eingelegtes Obst und Gemüse*

Teekesselchen

Gesucht werden

- die quer laufenden Verstrebungen zwischen den beiden Holmen einer Leiter
- die Unterteilungen von Fenstern
- essbare junge Pflanzenschösslinge

Lösung: *Sprossen*

Sprichwörtlich nachgefragt

Was kann manch einer wachsen hören? *Das Gras*
Was muss man machen, wenn man ernten will? *Man muss säen*
Worüber kann man jemanden loben? *Über den Klee*
Wie kann man vor Kälte zittern? *Wie Espenlaub*
Worauf kann mich ein Ärgernis bringen? *Auf die Palme*
Wer erntet nicht? *Der nicht sät*
Was frisst der Bauer nicht? *Was er nicht kennt*

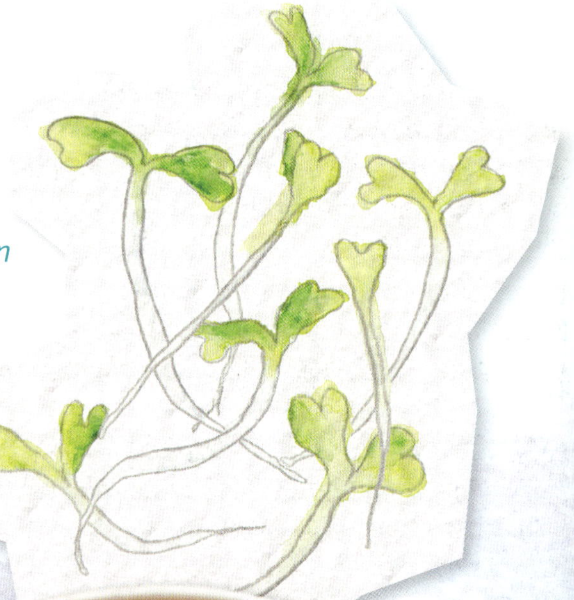

Zum Vorlesen

Zum Neujahr
Will das Glück nach seinem Sinn Dir was Gutes schenken,
Sage Dank und nimm es hin, ohne viel Bedenken.
Jede Gabe sei begrüßt, doch vor allen Dingen:
Das, worum Du Dich bemühst, möge Dir gelingen.

Wilhelm Busch, 1832–1908

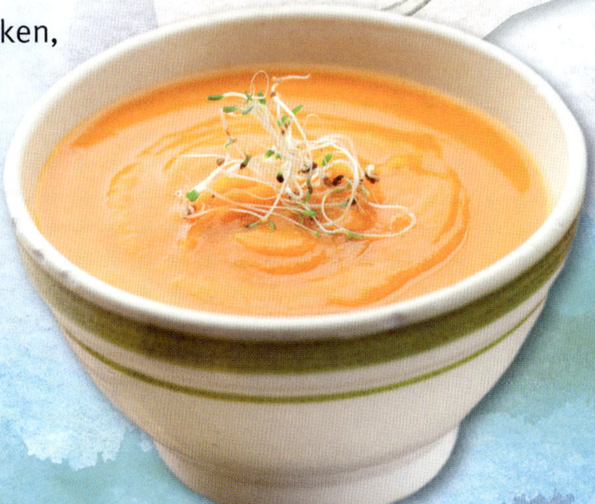

Forsythienzweige

Material:

- *Zweige vom Forsythienstrauch,*
- *hohe Vasen oder Krüge,*
- *ev. Kieselsteine als Blickfang in einer Glasvase,*
- *Frischhaltemittel für das Wasser.*

Heute soll Vorfreude auf den Frühling geweckt werden – das geschieht am besten mit Zweigen von Sträuchern, die frühblühend sind. Schneidet man sie (auch bei Frost) jetzt im Januar und stellt man sie in ein warmes Zimmer, blühen sie nach 3 bis 5 Wochen, je nach Art.

Es eignen sich Zweige von Forsythien, Hamamelis, Zierjohannisbeere ... Frische grüne Blätter liefert der Haselstrauch.

Und so geht's:

- Man schneidet an frostfreien Tagen, wählt Zweige mit dicken Knospen und stellt sie ins lauwarme Wasser.
- Bei sehr trockener Zimmerluft kann man die Knospen mit Wasser einsprühen, damit sie nicht eintrocknen.

Info

Die Forsythie stammt aus China und erst 1833 kam sie nach Europa, den Namen hat sie vom englischen Botaniker Forsyth. Sie wird hier auch Goldflieder oder Goldglöckchen genannt.
Zum Vortreiben im warmen Haus eignen sich nicht nur die Zweige der Forsythie, sondern auch von Hamamelis, Zierjohannisbeere, Kornelkirschen, Rotdorn, Felsenbirne oder Zierquitte.
Frische grüne Blätter liefern Haselstrauch, Birke, Erlen und Hainbuche. Oft liegt noch Eis und Schnee über der Landschaft, da beginnt im Februar der Haselstrauch seine braungelben Blütenkätzchen zu zeigen. Aber ein Zweig mit frischen grünen Blättern macht in der Vase genau so viel Freude wie die Blüten der Forsythie.

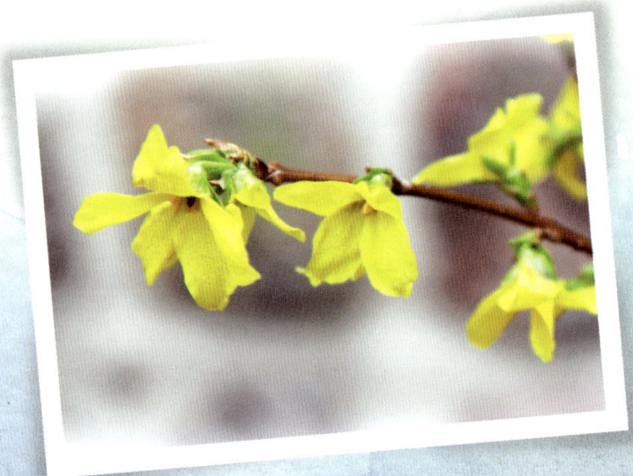

Geselliges Erzählen und Arbeiten

Anregungen zum Gespräch

- Der Januar ist der Schneemonat, blüht dann überhaupt was im Garten?
  Schneeglöckchen, Hamamelis …
- Im Januar schmückt der Tannenbaum auch noch die Räume – wie lange stand er bei Ihnen früher?
  Oft bis zum 6. Januar (Hl. Drei Könige), in manchen – vor allem katholischen – Haushalten bleibt er auch heute noch bis zum 28. Januar oder bis Maria Lichtmess (2. Februar) stehen.

Witz

Zwei Polizisten betrachten ein Kaninchen, was tot vor ihnen liegt und offensichtlich von einem Wilderer verloren wurde, der es geschossen hatte. Sagt der eine Polizist zum anderen: „Wir müssen einen Bericht schreiben, dass wir das hier auf dem Forsythienweg gefunden haben." „Ja", meint der andere, „dann schreib mal." Fragt der erste: „Du, wie schreibt man Forsythienweg?" Sagt der andere: „Das weiß ich auch nicht. Komm, wir tragen es schnell zum Kastanienweg, das kannste schreiben."

Wissen Sie es?

Im Januar sind die verbreitetsten Blumen die Eisblumen an den Fensterscheiben. Aber die kennen nur noch die Leute, die vor 1950 geboren sind … *Es handelt sich um Eiskristalle an den Scheiben, die Formen haben wie Blätter oder Blumen. Bei den heutigen Doppelscheiben bilden sie sich nicht mehr.*

Zum Vorlesen

Keine andere Farbe ist so charakteristisch für das Frühjahr wie GELB, wenn man von den vielen Grüntönen absieht. Der Anblick gelber Blüten erinnert an die Sonne und zeigt das baldige Ende des langen Winters an.

In der Natur scheint die bezaubernde Kombination von Weiß und Gelb zu gefallen. Im Winter bilden die zarten Blüten des nackten Jasmin und später auch der Zaubernuss warme, sonnige Farbkleckse im kalten, schillernden Schnee.

Aus: Flora Gartenbuch

Hoffnung

Und dräut der Winter noch so sehr
mit trotzigen Gebärden,
und streut er Eis und Schnee umher,
es muss doch Frühling werden.

Blast nur, ihr Stürme, blast mit Macht,
mir soll darob nicht bangen,
auf leisen Sohlen über Nacht
kommt doch der Lenz gegangen.

Drum still! Und wie es frieren mag,
o Herz, gib dich zufrieden,
es ist ein großer Maientag
der ganzen Welt beschieden.

Und wenn dir oft auch bangt und graut,
als sei die Höll' auf Erden,
nur unverzagt auf Gott vertraut!
Es muss doch Frühling werden.

Emanuel Geibel, 1815–1884

Dinkelkissen

Material:

- *1 kg Dinkel (für Getreideallergiker Reis verwenden),*
- *gemusterter Stoff (z. B. die Rückenpartie eines alten Herrenhemdes) oder ein kleines Kissen,*
- *Nähzubehör (Nähmaschine, Garn).*

Im Winter nutzen wir gerne Heizdecken oder Wärmflaschen gegen die Kälte. Eine Alternative sind Naturprodukte wie Dinkelkissen, die leicht selbst zu nähen sind.

Auch wenn ein Dinkelkissen die Wärme nicht ganz so lange speichert wie eine Wärmflasche, lässt es sich jedoch auf die Zimmerheizung gelegt schnell erwärmen und fühlt sich auch nach einiger Zeit immer noch wärmer als die eigene Körpertemperatur an.
Achtung: Im Mikrowellenofen können Schwelbrände entstehen, deshalb ist darauf zu achten, dass dort eine Tasse Wasser hinzugestellt wird. Ein Backofen oder Heizkörper ist zum Aufwärmen vorzuziehen.

Der Elefant ist leicht nachzuarbeiten.

Und so geht's:

- Legen Sie zwei Lagen Stoff mit der Innenseite nach außen aufeinander.
- Malen Sie den Umriss des Elefanten auf und schneiden die Vorlage mit einer Nahtzugabe von ca. 1 cm aus (Kopiervorlage S. 114).
- Nähen Sie die beiden Teile aufeinander, lassen Sie jedoch das „Hinterteil" noch offen.
- Wenden Sie den Stoff und füllen Sie den Elefantenkörper mit Dinkelspreiz.
- Zum Schluss nähen Sie auch das Hinterteil zu – Sie können hier noch einen kleinen gehäkelten Schwanz einarbeiten.

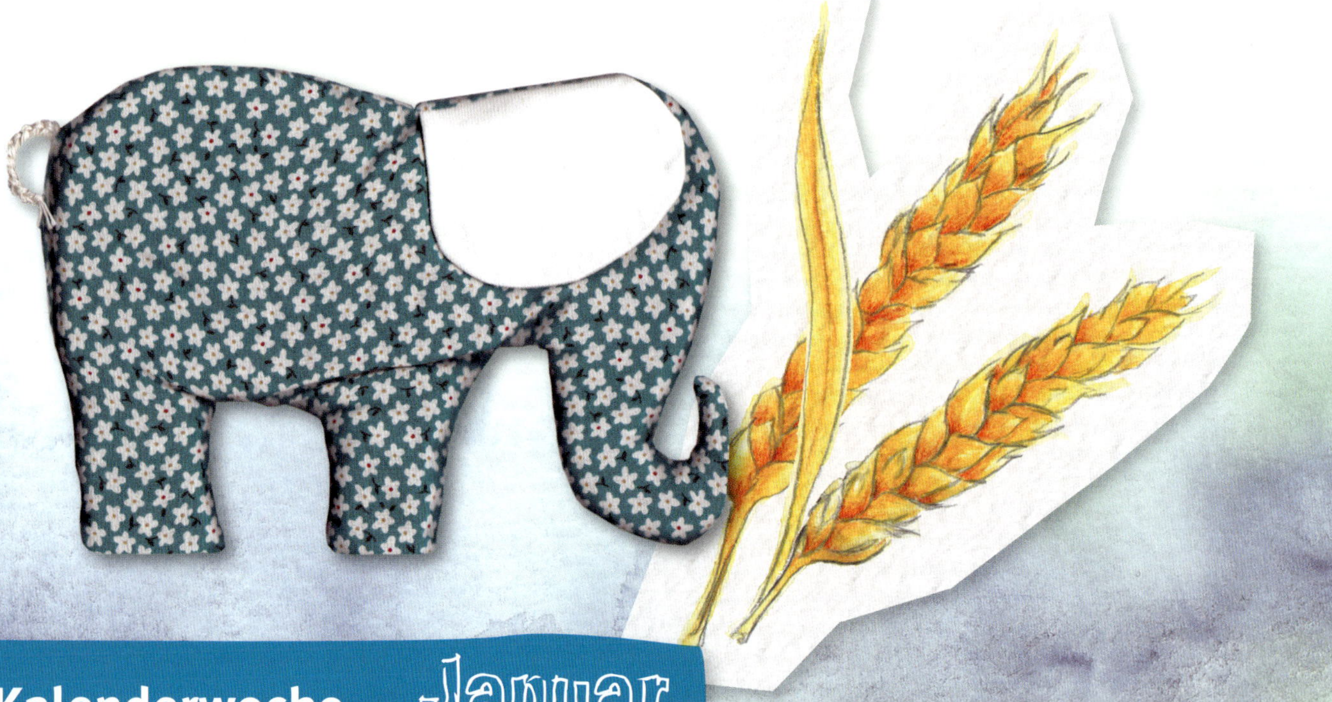

Geselliges Erzählen und Arbeiten

Anregungen zum Gespräch

Wussten Sie schon

... dass Dinkel für Hildegard von Bingen ein ganz besonderes Korn war? Für die Äbtissin, deren Schriften zwischen 1150 und 1160 entstanden, stand der Dinkel, eine Urform des Weizens, im Mittelpunkt ihrer Ernährungsmedizin. Nach ihrer Überzeugung schenkt Dinkel dem Menschen „Lebensenergie und Frohsinn".

... dass Dinkelkaffee nicht nur gut schmeckt, sondern auch koffeinfrei ist und aufgrund seiner Milde besonders magen- und darmfreundlich? Gerösteter Dinkel wird schon lange als Kaffeeersatz (früher im Volksmund Muckefuck genannt) getrunken.

... dass unreife Dinkelähren getrocknet und gedarrt den wohlschmeckenden Grünkern ergeben? Durch diese Art der Konservierung konnte man früher Hungersnöten entgehen.

... dass Bierbrauer schon seit Jahrhunderten aus Dinkel ein schmackhaftes Bier herstellen? Dinkelbier ist eine obergärige Biersorte und schmeckt ähnlich wie Weizenbier.

... dass der vom Korn abgetrennte Spelz kein Abfallprodukt ist, sondern als Kissenfüllung schon seit Hildegard von Bingens Zeiten zur Entspannung und Schmerzlinderung verwendet wird?

Kleines Dinkel-Quiz

1. Welches war das Lieblingsgetreide der Klosterfrau Hildegard von Bingen?
a) Weizen
b) *Dinkel*
c) Roggen

2. Warum nennt man den Dinkel auch „Schwabenkorn"?
a) Hildegard von Bingen stammt aus Schwaben.
b) *Das traditionelle Dinkel-Anbaugebiet in Deutschland ist die Schwäbische Alb.*
c) Die schwäbischen Bäckereien bevorzugen Dinkelkorn vor allen anderen Getreidesorten.

3. Warum wird bei uns nur noch wenig Dinkel angebaut?
a) *Diese Getreideart bringt einen geringen Ertrag.*
b) Die meisten Menschen essen lieber Weizenprodukte.
c) „Was der Bauer nicht kennt ..." – das Getreide ist in der Bevölkerung nicht sehr bekannt.

Sukkulenten

Material:

- *Schale oder großer, flacher Teller,*
- *Sand und Erde,*
- *dekorative Steine oder kleine Stöcke,*
- *Moose aus der Natur,*
- *Pflanzen aus dem Gartencenter.*

Viele Bewohner erinnern sich gerne an die Gartenarbeit und gestalten begeistert einen Mini-Steingarten.

Und so geht's:

- Dazu brauchen Sie eine Schale oder einen alten Teller oder einen Blumenuntersetzer. Wenn der Minigarten später auch draußen stehen soll, muss auch ein Abflussloch für das Regenwasser gebohrt werden. Haben Sie eine Blumenschale vom vorigen Jahr, ist alles schon bereit.
- Aus dem Garten (oder dem Gartencenter) bringen Sie einige Steingartengewächse mit, dazu Steine, Zweige, andere Begleitpflanzen wie Farne oder Gräser aus der Natur.
- Bitte keine gute Gartenerde verwenden, diese Pflanzen sind genügsam und brauchen keinen fetten Untergrund.

Tipp:

Der Vorteil solcher Minigärten: sie benötigen wenig Pflege, sie müssen nicht ständig ausgelichtet werden und auch ohne die Blütenstände sind sie farblich und in der Gestalt sehr abwechslungsreich. Sie können kleinteilige Schalen verwenden, die man als Tischdekoration nutzt, aber auch stattliche Pflanzgefäße als Raumschmuck.

Wenn der Ministeingarten immer draußen stehen soll, kann man ihn wie ein Alpinum bepflanzen. Flache Blumentröge kann man nutzen, auch geborstene, hier kann man zwischen große Steine noch eine Pflanze zwängen, die den Stein bald wie einen Mantel umgibt – jetzt passen auch Schleierkraut oder Edelweiß zwischen die Sedum- und Hauswurzgewächse.

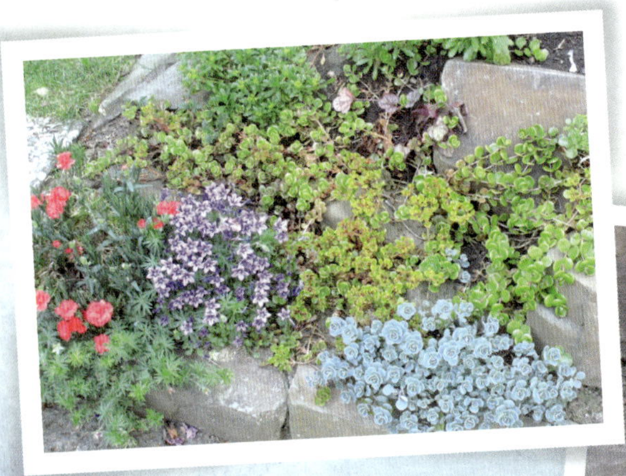

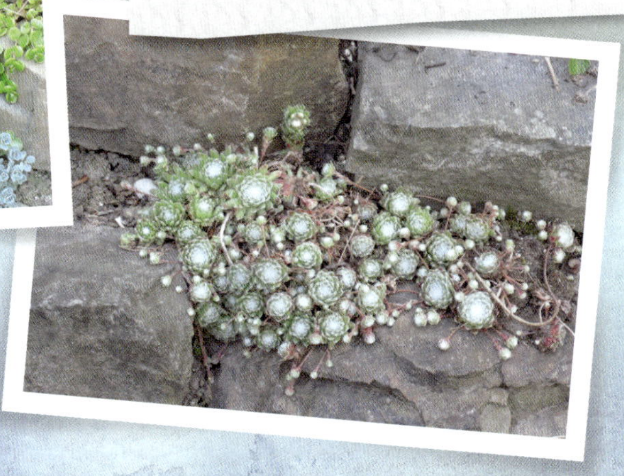

Geselliges Erzählen und Arbeiten

Anregungen zum Gespräch

- Kennen Sie andere Namen für diese Steingartenpflanzen bzw. können Sie einige Pflanzennamen nennen? *Fette Henne, Dickblattgewächse, Sedumgewächse, Hauswurz ...*
- Wo kommen sie in der freien Natur vor? *Auf kargen Böden im Gebirge, in Gartenecken, wo magere Erde ist und viel Sonne hinkommt.*
- Hatten Sie eine Mauer in Ihrem Garten, vielleicht aus Bruchsteinen? *Das sind Natursteinmauern, die aus Steinen aufeinander gesetzt werden, ohne dass sie mit Mörtel oder Zement verbunden werden. Da die Steine immer unterschiedlich groß sind, ist es schwierig, sie dicht aufeinander und möglichst verkeilt aufzusetzen. In die Zwischenräume wird Erde gefüllt und Pflanzen eingesetzt, die mit wenig Wasser auskommen.*

Gemeinsamkeiten

Was trägt alles das Beiwort „**FETT**“ wie „Fette Henne“?
Fettleber, Fettersatz, Fettgehalt, Fettgewebe, Fettnäpfchen, Fettsäure, Fettzelle, Fettcreme ...
Welches Hauptwort passt zum Eigenschaftswort „**fett**“?
Fette Soße, fette Gans, fette Kohle, fette Sahne, fetter Käse, fette Wurst, fetter Braten, fette Brühe ...

Zum Vorlesen

Bauernregeln für den Januar

Januar warm, dass Gott erbarm.
Ist der Jänner kalt und weiß, wird der Sommer sicher heiß.
Der Januar muss krachen, soll der Frühling lachen.
Knarrt im Januar Eis und Schnee, gibt's zur Ernt' viel Korn und Klee.
Kommt der Frost im Januar nicht, zeigt im März er sein Gesicht.
Wächst das Gras im Januar, ist's im Sommer in Gefahr.
Wenn im Januar viel Nebel steigt, sich ein schönes Frühjahr zeigt.
Hat der Januar viel Regen, bringt's den Früchten keinen Segen.
Januar ganz ohne Schnee tut Bäumen, Bergen und Tälern weh.
Soll man den Januar loben, muss er frieren und toben.
Auf trockenen, kalten Januar folgt viel Schnee im Februar.
Januar muss vor Kälte knacken, wenn die Ernte soll gut sacken.

Dekorative Vasen mit Ilex

Material:

- *Vase,*
- *Kieselsteine,*
- *Marmeladenglas mit Wasser für die Ilexzweige,*
- *div. getrocknete Gräser, Zweige von der Fetten Henne, Judassilberling usw.*

Der Ilex, auch Stechpalme oder Winterbeere genannt, gehört zu den wintergrünen Gehölzen, sodass wir auch im Januar mit den Zweigen einen grünen Strauß ins Haus holen können. Im Wald sind die Gewächse häufig Unterpflanzungen in Buchenwäldern.
Im Herbst entwickelt der Ilex korallenrote Steinfrüchte, diese werden aber von den Vögeln gerne genommen, sodass man sich mit künstlichen roten Beeren, die man um die Zweige wickelt, behelfen kann. Nur die weiblichen Pflanzen tragen diese Beeren, es ist verboten, sie aus den Wäldern mitzunehmen. Die wilden Bestände stehen unter Naturschutz, aber im eigenen Garten müssen die oft 10 m hohen Pflanzen geschnitten werden.
In einigen Ländern gehören die Ilex-Zweige zur weihnachtlichen Dekoration.
Allerdings ist zu beachten, dass die Blätter und Beeren stark giftig sind – schon 20 Früchte können einen Erwachsenen töten.
So ist es sicher besser, wenn künstliche Beeren die Zweige schmücken, die sehr stacheligen Blätter wird niemand essen wollen ...

Gemeinsam können die Bewohner mit trockenen Gräsern oder Pflanzenteilen einen schönen Strauß zusammenstellen.

Und so geht's:

- Das Marmeladenglas für die Ilex-Zweige stellt man in die Mitte, es wird von den Kieseln gehalten.
- In die Kiesel gibt man die getrockneten Zweige, dann kommen die Ilexzweige ins Wasser.

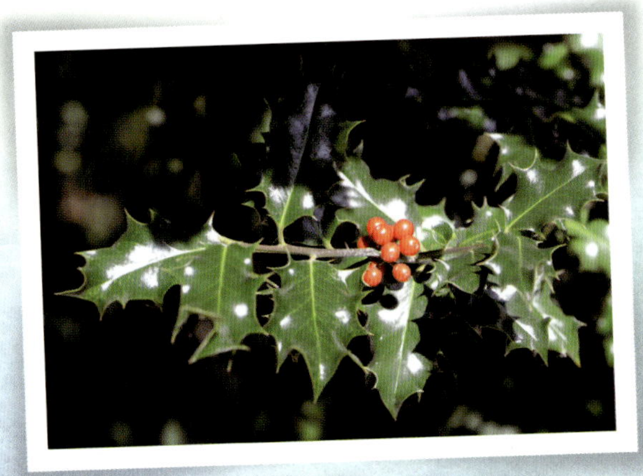

Geselliges Erzählen und Arbeiten

Anregungen zum Gespräch

- Welchen anderen Namen kennen Sie für Ilex? *Winterbeere, Stechpalme ...*
- Wissen Sie, welche Tiere die Beeren essen? *Die Vögel*
- Sind sie für den Menschen giftig? *Ja, sie sind sehr giftig.*

Gemeinsamkeiten

Was haben die folgenden Dinge jeweils gemeinsam?
Ilex – Kaktus – Nagel *sind spitz und man kann sich daran verletzen*
Ilex – Aronstab – Hagebutte *haben rote Früchte*
Ilex – Edelweiß – Frauenschuh *stehen unter Naturschutz*

Wortfindung

Welche Gartenarten kennen Sie? *Beispiele: Heilkräutergarten, Rosengarten, Gemüsegarten ...*

Zum Vorlesen oder Singen

Gold und Silber lieb ich sehr, kann's auch gut gebrauchen,
hätt' ich doch ein ganzes Meer, um darin zu tauchen.
Braucht ja nicht geprägt zu sein, hab's auch so ganz gerne,
sei's des Mondes Silberschein, sei's das Gold der Sterne.

Doch viel schöner ist das Gold, das vom Lockenköpfchen
meines Liebchens niederrollt in zwei blonden Zöpfelchen.
Darum komm, du trautes Kind, lass Dich herzen, küssen,
eh' die Haare silbern sind und wir scheiden müssen.

Seht, wie blinkt der gold'ne Wein hier in meinem Becher:
Hört, wie klingt so silberrein froher Sang der Zecher.
Denk' ich doch im Silberhaar gern der Jugendzeiten,
denk' ich doch im Silberhaar gern der Jugendzeiten.

Text und Melodie sind mündlich überliefert

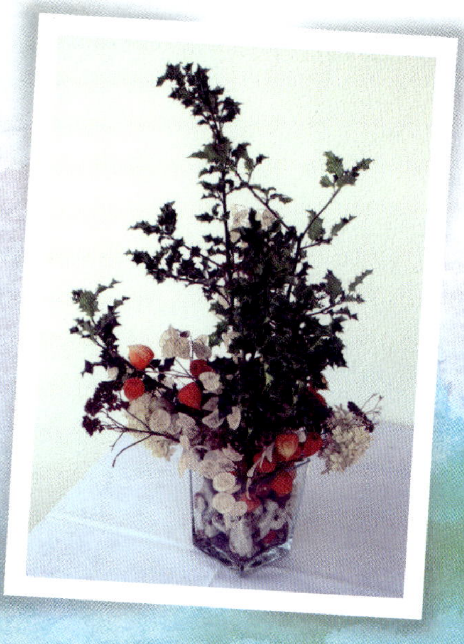

Alpenveilchen

Material:

- *Mini-Alpenveilchen in verschiedenen Farben,*
- *Blumenerde,*
- *alte Kaffeetasse und Plastiktopf oder*
- *Blechdosen (z. B. von Keksen),*
- *Dosenstecher.*

Alpenveilchen bringen im Winter Farbe auf die Fensterbank: Sie blühen nicht nur in reinem Weiß, sondern auch in zarten Rosanuancen, knalligem Pink und leuchtenden Rottönen. In Gartencentern werden auch kleine Sorten angeboten, die Sie mit Ihrer Gruppe wie folgt arrangieren können:

- Nehmen Sie eine alte Kaffeetasse und schneiden Sie einen Plastikblumentopf, der über den entsprechenden Durchmesser verfügt, auf die Höhe der Tasse zu. Arrangieren Sie je nach Tassenbreite ein oder mehrere Mini-Alpenveilchen mit etwas zusätzlicher Blumenerde im Plastiktopf und setzen diesen dann in die Tasse.
- Wenn Sie runde Blechdosen verwenden, bohren Sie bitte zuvor mit einem Dosenöffner Löcher als Abflussloch für das Gießwasser in den Boden. Dann füllen Sie die Büchse mit Blumenerde auf und setzen ein oder zwei (je nach Größe des Behälters) hinein. Den Deckel können Sie dann als Auffangbehälter für das Gießwasser unter die Dose setzen.

Bitte beim Pflanzen darauf achten, dass der obere Teil der Knolle nicht mit Erde bedeckt wird.

Pflegetipps:

Alpenveilchen mögen einen hellen Standort, jedoch ohne direkte Sonneneinstrahlung. Auch Temperaturen über 16 Grad vertragen sie nicht, von daher sind helle Flurbereiche, kühle Schlafräume oder schwach temperierte Blumenfenster geeignet. Auf keinen Fall sollte man sie auf das Fensterbrett über die Heizung stellen! Wenn sie im Wohnraum stehen, bitte zumindest in der Nacht für Kühle sorgen.

Sie vertragen kein kalkhaltiges Wasser, am besten ist zimmerwarmes Wasser aus der Regentonne. Bitte unbedingt Staunässe vermeiden!

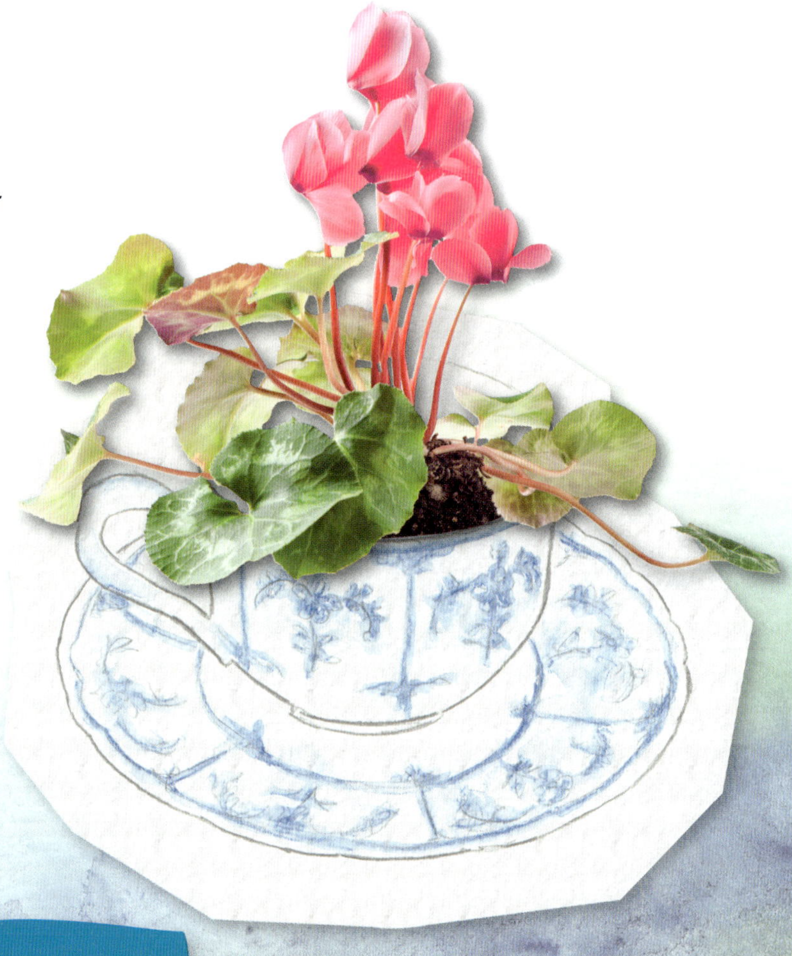

Tipp:

Stets von unten gießen und nach etwa einer halben Stunde den Untersatz vom Wasser leeren.

Geselliges Erzählen und Arbeiten

Anregungen zum Gespräch

- Erinnern Sie sich auch gerne an die stattlichen Alpenveilchen im Hausflur oder auf der Fensterbank der Großmutter, die den ganzen Winter über blühten?
- Haben Sie von Ihrer Mutter Tipps bekommen, wie Sie diese Pflanzen am besten pflegen, z. B. „Kind, die darfst du nur mit Regenwasser gießen..."?
- In welchen Farben mögen Sie sie am liebsten?
- Kennen Sie Großmutters Tipp: Eierschalen als Dünger? Werfen Sie leere Eierschalen nicht weg, sondern zerkleinern Sie sie in möglichst feine Bestandteile. Geben Sie die zerkleinerten Schalen in eine mit Wasser gefüllte Gießkanne und lassen Sie sie einige Stunden lang einweichen. Nach dem Gießen können die Schalenreste aus der Kanne genommen werden.

Wortfindung

Suchen Sie Begriffe mit „**Alpen**" am Anfang!
Beispiele: *Alpenpass, Alpenrot, Alpenland, Alpenrose, Alpenglühen, Alpenverein ...*

Zum Vorlesen

Das Alpenveilchen *(Jacobus Schnellpfeffer*)*
Eine Ballade

Herr Knetschke sprach zum Alpenveilchen:
„Ich komme wieder, wart ein Weilchen!"
Ich gehe nur mal nebenan,
Wo ich mich was stärken kann."

Das Alpenveilchen hold errötet,
Als Knetschke zu ihm solches redet.
Es senkt beschämt das liebe Köpfchen.
Herr Knetschke eilt zum Henkeltöpfchen.

Das Alpenveilchen wartet, wartet,
Derweilen Knetschke bierwärts startet.
Die Sonne klettert schon ins Tal.
Der Gast bestellt zum achten Mal.

Schon dämmerts in der Alpenwelt:
Herr Knetschke hat noch was bestellt.
Das arme Alpenveilchen weint,
Weil Herr Knetschke gar nicht mehr erscheint.

Das Alpenveilchen schlummert schon,
da kommt Herr Knetschke, der Patron.
Er will das Alpenveilchen pflücken
Und muss zu diesem Zweck sich bücken.

Knabatsch! Da liegt er hingestreckt,
Wobei das Blümchen er bedeckt.
Am Himmel glüht das Morgenrot:
Herr Knetschke schläft. Das Veilchen tot!

*(*Jacobus Schnellpfeffer, Pseudonym für Carl Georg von Maassen 1880–1940 aus: Simplicissimus 1934 (Jg. 39) Heft 22 S.260)*

Narzissen und andere frühe Zwiebeln

Material:

- *Narzissenzwiebeln,*
- *flache Tontöpfe oder Schalen,*
- *Blumenerde,*
- *Kies- oder Schottersteinchen.*

Und so geht's:

- Zuunterst auf den Boden kommen kleine Kieselsteine, darauf die Erde.
- Setzen Sie die Zwiebeln dicht an dicht nebeneinander, die Spitzen sollen mit dem oberen Rand abschließen, aber nicht mehr mit Erde bedeckt sein.
- Wässern Sie die Schale gründlich und stellen Sie sie in einen kühlen Raum.

Nach ca. 10 Wochen blühen die Narzissen. Im Gartencenter kann man sie auch vorgezogen kaufen, sodass sich die Reifungszeit verkürzt. So können Sie die Zeit ziemlich genau abschätzen, wann Sie diesen zauberhaften Blumenschmuck nutzen wollen.

Die frühen Narzissen können Frost vertragen und blühen oft im Schnee, eine gute Gelegenheit, schon im Februar den Geschmack des Frühlings ins Haus zu holen. Damit die Blumenpracht länger hält, ist es ratsam, die Pflanztöpfe nachts wieder auf den Balkon oder die geschützte Terrasse zu stellen und nur zur Gruppenarbeit hinein zu holen.

Aber es müssen nicht immer Narzissen sein – wie wäre es mit einer hübschen Auswahl von Frühlingsblühern?
Dazu benötigen Sie eine breite Schale mit hohem Rand (z.B. ein altes Backblech) oder einen schönen Korb, den man mit Folie auskleiden muss. Dort hinein gibt man wieder Schotter und Erde und eine bunte Mischung von frühen Zwiebeln, die nicht alle zur gleichen Zeit blühen werden und somit lange Freude machen:

- Schneeglöckchen,
- Winterlinge,
- Krokusse,
- Blaustern,
- Märzenbecher,
- frühe Tulpen, dazu vielleicht ein Mini-Alpenveilchen.

Wenn Sie dazwischen Ableger von der Grünlilie pflanzen, haben Sie die Illusion einer Blumenwiese im Frühling.

Geselliges Erzählen und Arbeiten

Anregungen zum Gespräch

- Die Geschichte der Namensgebung der Narzisse ist interessant – woran erinnert Sie der Name? *Narziss, ein schöner Jüngling aus der griechischen Sage.*
- Was verstehen wir heute unter dem Begriff „Narziss“? *Jemand, der sich selbst bewundert, selbstverliebt ist.*
- Wussten Sie, dass die Narzisse als Sinnbild des Frühlings und des Brautstandes gilt?
- Warum soll man Narzissen nicht mit anderen Blumen in eine Vase stellen? *Der Name bedeutet auch „ich betäube“. Das kommt daher, weil die Narzisse „Nebenbuhlerinnen“ in der Vase mit ihrem lähmenden Gift betäubt. Deshalb sollte man Narzissen 24 Stunden separat in einer Vase „ausschleimen“ lassen, bevor man sie mit anderen Blumen in eine Vase stellt oder besser immer allein lässt.*

Wissen Sie es?

Welche Blumen aus Zwiebeln kennen Sie? *Tulpen, Schneeglöckchen, Krokusse, Blausternchen, Märzenbecher, Kaiserkrone, Zierlauch …*
Könnte man die Blumenzwiebeln auch essen? *Nein, sie sind giftig.*
Welches Gemüse hat noch als Wurzel eine Zwiebel? *Bärlauch, Porree (Lauch) …*
Sind die essbaren Zwiebeln auch ein Heilmittel, wenn ja, wofür? *Zwiebelsaft als Hustenlöser, zur Linderung von Insektenstichen …*

Zum Vorlesen

Eine Legende von Ovid

Ein Jüngling mit dem Namen Narziss war von ungewöhnlich reizvollem Erscheinungsbild. Die Quellnymphe Echo verliebte sich in ihn, wurde jedoch von ihm verschmäht.
Sie verzehrte sich derart nach ihm, dass sie vor Gram zum Felsen wurde und nur noch ihr Echo zu vernehmen war. Dafür wurde er von einer griechischen Göttin dadurch bestraft, dass er in unstillbare Liebe zu sich selbst entbrannte, als er im Wasser einer Quelle sein eigenes Spiegelbild erblickte.
Eines Tages setzte sich Narziss an den See, um sich seines Spiegelbildes zu erfreuen. Durch göttliche Fügung fiel ein Blatt ins Wasser und wirbelte die Oberfläche auf, so dass Wellen sein Spiegelbild verzerrten. Schockiert und im Glauben, dass er hässlich sei, starb er. Nach seinem Tode verwandelten ihn die Götter aus Mitleid in eine Narzisse.

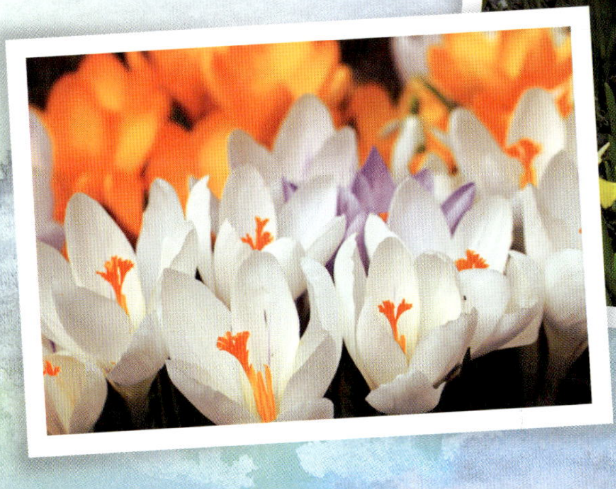

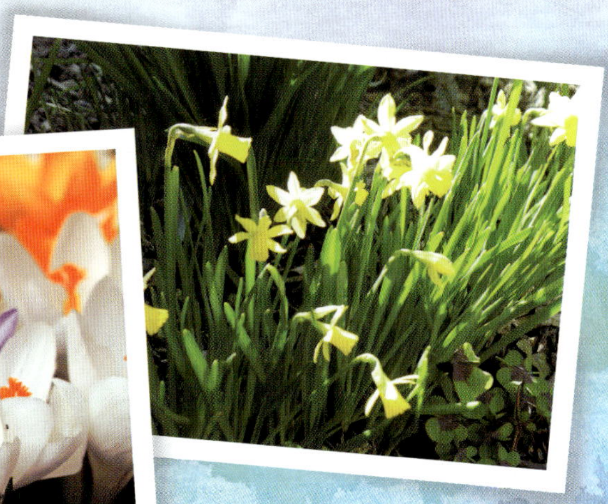

Tulpen – die ersten Frühlingsboten

Material:

- *vorgetriebene Tulpen im Topf,*
- *Glasgefäß oder*
- *Schale bzw. Übertopf und Tongranulat.*

Tulpen sind typische Frühjahrsblumen und blühen in der Natur nur von Mitte April bis Mitte Mai. Als vorgetriebene oder blühende Pflanzen sind sie jedoch schon im Februar fast in jedem Gartenmarkt oder Blumenladen erhältlich.

Da sich Schnittblumen nicht so lange halten, bieten sich Tulpen mit Zweibeln im Topf an. Als Tischschmuck sehen sie besonders dekorativ aus, wenn die Zwiebeln gut abgespült in ein Glasgefäß gesetzt werden. Das Wasser sollte die Wurzeln gerade bedecken.

Möchte man die Tulpen im Topf lassen, bietet es sich an, sie in wasserspeicherndes Tongranulat umzutopfen. Damit kann man verhindern, dass sich Staunässe bildet und die Zwiebeln zu faulen beginnen.

Und so geht's:

- Wählen Sie ein geeignetes Pflanzgefäß aus, das kann z. B. eine tiefe Schale sein.
- Füllen Sie das untere Drittel mit Tongranulat, setzen Sie die Pflanze mit ihren gut abgespülten Zwiebelballen hinein und fügen noch so viel Granulat hinzu, bis die Zwiebel gut ummantelt ist.
- Nach der Umtopf-Aktion wird die Schale zu ca. einem Viertel des Gefäßvolumens mit Wasser (und etwas Flüssigdünger) gefüllt – fertig.
- Die Tonkügelchen speichern das Wasser und geben es je nach Bedarf an die Pflanze ab. Ein Gießanzeiger kann daran erinnern, wann es wieder Zeit wird zu gießen.

Das Granulat können Sie immer wieder verwerten, wenn die Pflanzen verblüht sind.
Lassen Sie die Blätter an der Zwiebel welken – bitte nicht zu früh abschneiden! Lagern Sie die Zwiebel trocken und dunkel, dann können Sie sie im Herbst wieder in frische Erde einsetzen.

Tipp:

Jetzt ist die richtige Zeit, um Erdbeersamen zu säen. Wenn Sie die Samen jetzt in Anzuchtschalen auf der Fensterbank ziehen, können Sie zwischen Mai und September ernten. Die Erdbeersorte „Elan" ist für Blumenampeln sehr geeignet.

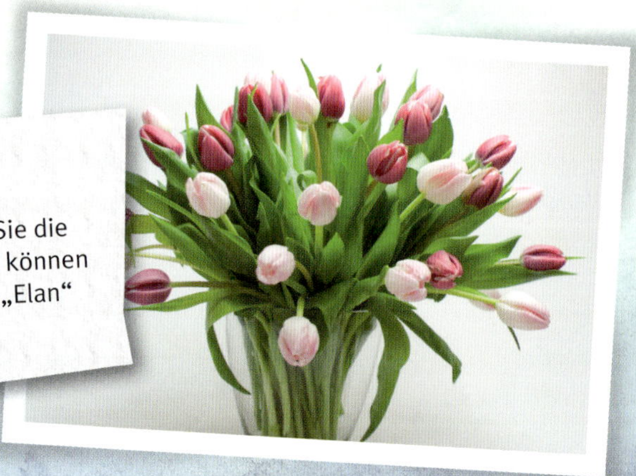

Geselliges Erzählen und Arbeiten

Anregungen zum Gespräch

- In welchen Farben mögen Sie Tulpen am liebsten?
- Der holländische Blumenpark „Keukenhof“ in der Nähe von Amsterdam hat nur von März bis Mai zur Zeit der Tulpenblüte geöffnet. Haben Sie diese Gartenanlage schon einmal besucht? Erzählen Sie!
- Erinnern Sie sich? „Adrian der Tulpendieb“ war die erste deutsche Fernsehserie, die komplett in Farbe ausgestrahlt wurde. Die sechs Folgen, mit Heinz Reincke als Hauptdarsteller, wurden erstmals im Versuchsprogramm für das deutsche Farbfernsehen 1966 ausgestrahlt und später im ARD-Vorabendprogramm wiederholt.

Hätten Sie’s gewusst?

Im Mittelalter schätzte man die Gartenkunst der Türken sehr hoch ein. Aus der Türkei stammt auch die Tulpe und mit ihr der Spitzname „tülbent“, Turban. Geschlossen ähnelt die Blüte tatsächlich dem Turban der Muslime.

Bewegungslied

Material:

- CD mit der Aufnahme „Tulpen aus Amsterdam“ von Mieke Telkamp,
- für jeden TN eine rote und eine gelbe Serviette.

Sicher kennen nicht nur die älteren Semester den populären Ohrwurm, der auch heute noch für die Niederlande und seine liebsten Blumen steht: „... tausend rote, tausend gelbe, alle wünschen dir dasselbe. Was mein Mund nicht sagen kann, sagen Tulpen aus Amsterdam ...” Mit diesem Schlager gelang der niederländischen Sängerin Mieke Telkamp 1959 der Durchbruch auch in Deutschland.

Verteilen Sie rote und gelbe Tücher oder Servietten an die Teilnehmer und spielen Sie das Lied „Tulpen aus Amsterdam“ vor. Die Teilnehmer schwingen die Tücher im Walzertakt. Immer, wenn die Farben „rot“ oder „gelb“ genannt werden, heben sie die entsprechende Serviette nach oben.

Aus dem Poesiealbum

Rosen, Tulpen und Narzissen,
ich werde dich bestimmt vermissen,
wenn wir mal auseinander geh’n.
Doch sicher gibt’s ein Wiedersehn.

Osterwiese in der Wohnstube

Material:

- *Samen (Ostergras-Saat oder z. B. ein Päckchen Weizenkörner),*
- *flache wasserdichte Gefäße (z. B. Tonschalen),*
- *Watte,*
- *Blumenerde,*
- *Sprühflasche.*

Um zu Ostern frisches grünes Gras für eine richtige kleine Osterwiese im Wohnzimmer zu haben, müssen Sie zeitig mit den Vorbereitungen beginnen. Je nach Vollmondphase, die das Datum des Osterfestes bestimmt, kann das bereits im Februar sein.
Normalerweise brauchen Grassamen ungefähr 10–14 Tage Keimzeit und dann noch einmal ca. 2 Wochen Zeit zum Wachsen.

Und so geht's:

- Weichen Sie den Samen für einige Stunden in lauwarmem Wasser ein, damit die Körner aufquellen und der Keimprozess gut vorbereitet wird.
- Bedecken Sie die Pflanzschalen mit einer Lage Watte oder eine dünnen Schicht Blumenerde.
- Gießen Sie das Wasser von den aufgequollenen Samenkörnern ab und verteilen Sie diese auf der Watte oder der Erde.
- Stellen Sie die Gefäße auf die Fensterbank über der Heizung, damit die Samen Helligkeit und Wärme bekommen.
- Die Samen benötigen genügend Feuchtigkeit, mögen jedoch keine Staunässe (Achtung: Schimmelbildung). Deshalb sollten die Keimlinge täglich mit Wasser nur besprüht werden.

Schon nach wenigen Tagen sprießen die ersten Keimlinge; nach etwa zwei bis drei Wochen hat das Gras eine Höhe von 10–15 cm.

Bevor Sie das Gras in ein Osterkörbchen umsetzen, sollte dieses am Boden mit Frischhaltefolie ausgelegt werden. Ist das Gras zu hoch gewachsen, können Sie es mit der Schere auf eine entsprechende Höhe kürzen.

Tipp:

Nehmen Sie leere Milchtüten, schneiden Sie den unteren Teil ab und säen Sie dort verschiedene Getreidesorten aus: Weizen, Gerste, Dinkel, Hafer ... Beschriften Sie die Gefäße mit den entsprechenden Sortenbezeichnungen. Die unterschiedlichen Varianten im Wachstum bieten reizvolle Gesprächsanlässe.

Geselliges Erzählen und Arbeiten

Anregungen zum Gespräch

In die Monate Februar, März und (oft auch) April fallen Feste des religiösen Brauchtums – welche sind es? Überlegen Sie gemeinsam!

- Zwischen Dreikönige und Aschermittwoch feiert man ... *Fasching, Fastnacht, Karneval*
- Auf einen Termin zwischen dem 22. März und 25. April fällt das ... *Osterfest*

Wir bereiten uns schon auf Ostern vor, überlegen Sie, welche Arbeiten jetzt im unserem Zimmergarten anfallen:

- Mit zunehmender Tageslänge brauchen Zimmerpflanzen wieder mehr Wasser und Dünger. Insbesondere blühende Topfpflanzen brauchen Dünger speziell für Zimmerpflanzen. Welche Möglichkeiten gibt es? *Flüssigdünger, Düngerstäbchen, Hausmittel wie Kaffeesatz ...*
- Im Februar/März ist die Zeit zum Umtopfen günstig. Wie ist der Ablauf dabei, welche Schritte müssen eingehalten werden? *Der Blumentopf muss mindestens 1/3 größer sein als der alte, in diesen kann man eine Drainage-Schicht Blähton einfüllen, dann den Wurzelballen der Pflanze lockern und stutzen, diese in den neuen Topf geben und mit frischer Blumenerde auffüllen.*
- Kakteen und Sukkulenten dürfen nach und nach wieder an Gießwasser gewöhnt werden.
- Kennen Sie weitere Tipps zur Blumenpflege? *Beispiel: abgestandenes Mineralwasser zur Blumenpflege benutzen ...*

Zum Vorlesen

Warten ist schwer

Aus dem winz'gen Kirschenstein
Aus dem kleinsten Körnelein
wächst ein Blumenflor.

Darum graben wir im Garten,
sä'n und pflanzen sehr.
Aber warten, warten, warten –
das ist gar zu schwer!

Könnten wir doch wachsen sehen
Blumen, Bäume, Gras,
während wir daneben stehen,
ja, dann wär's ein Spaß!

Heinrich Seidel, 1842–1906

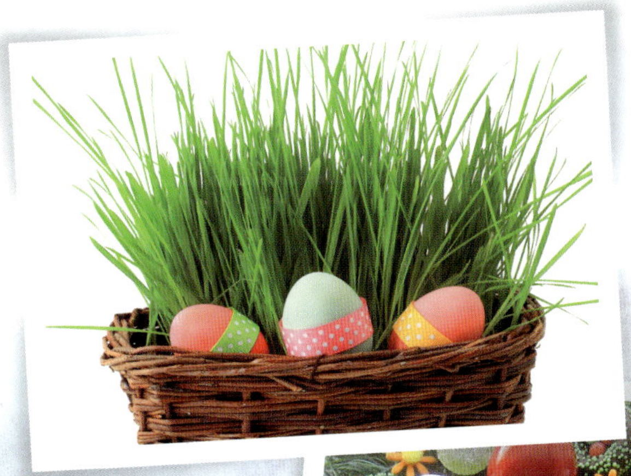

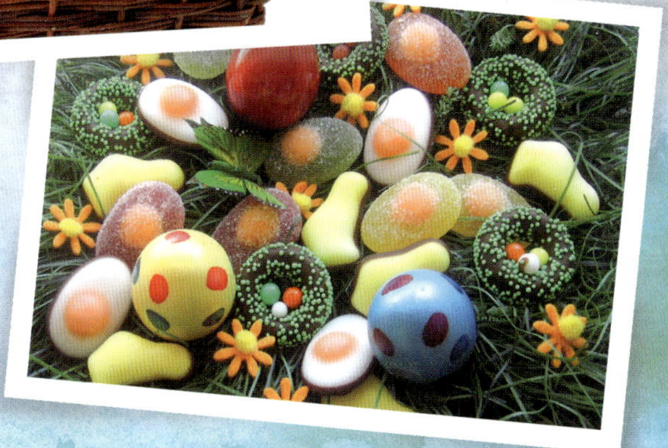

Gänseblümchen

Material:

- *eine Handvoll Gänseblümchenblätter, gut gewaschen,*
- *1 kleine Dose Erbsen (oder junge, gekocht),*
- *1–2 hartgekochte Eier,*
- *1 Zwiebel,*
- *2 geriebene Möhren,*
- *Schnittlauch,*
- *10 Gänseblümchenblüten.*

Jetzt kommen die ersten Gänseblümchen, wenn der Schnee nicht mehr liegt. Eine gute Gelegenheit, sich kostenlos den Frühling ins Haus zu holen. Gänseblümchen gelten als Unkraut und oft beachten wir sie nicht – aber mit dem richtigen Rahmen werden sie zu einer Schönheit.
Da die Pflanzen in einem gepflegtem Rasen stören, kann man sie auch mit der Wurzel ausgraben und in kleine Töpfe (für Osterschmuck auch in ausgehöhlte Eier) pflanzen, sie wachsen und blühen dort weiter.

Aus Gänseblümchen können Sie einen schmackhaften Salat zubereiten.

Und so geht's:

- Die Zutaten werden vermischt und mit einer Soße aus Öl, Essig, Zucker und Salz übergossen und mit den Blüten garniert.
- Die einzelnen Blüten bilden auch – über den Tisch gestreut – eine schöne Dekoration, man kann sie auch in Herz- oder Kranzform dekorieren.
- Der lateinische Name ist „Bellis perennis", das bedeutet „hübsch ausdauernd". Und diese Beschreibung ist perfekt für das kleine Wunder von bis zu 50 Blütenblättern – es lohnt sich, sie nachzuzählen!

Tipp:

- Gänseblümchenblätter werden zerdrückt auf Wunden gelegt, fördert die Heilung.
- Geschlossene Blüten lassen sich als Kapern einlegen.
- Als Tee sind Gänseblümchen schleimlösend und verdauungsfördernd.
- Die jungen Blätter und Knospen schmecken aromatisch in jedem Salat!

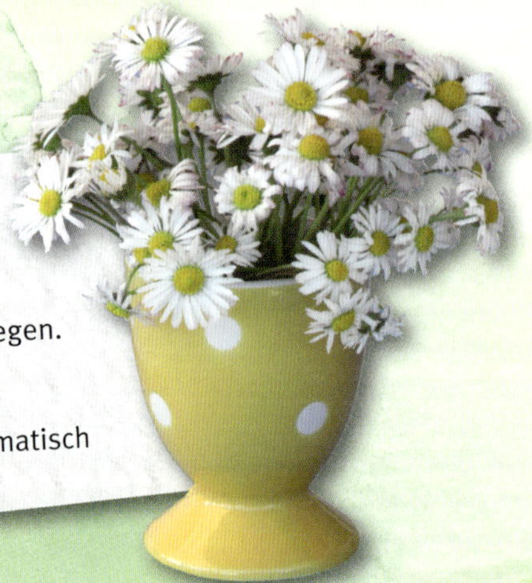

Geselliges Erzählen und Arbeiten

Anregungen zum Gespräch

- Erinnern Sie sich noch an Mädchen, die aus Blüten Kränze flochten und als Kette trugen oder als Haarschmuck?
- Mit welchen Blumen machte man auch noch solche Ketten oder Kränze?
  Löwenzahn, alle anderen Blüten kann man auch verarbeiten, wenn man die Stiele flechtet. Löwenzahn wird oft verwendet, indem man den dicken Stiel einritzt und die nächste Blüte in diesen Spalt schiebt.
- Hat die Pflanze den Namen wohl, weil Gänse gerne die Blüten abgefressen haben? Was ist Ihre Meinung? *Ja, die Gänse schätzen sie als Leckerbissen.*

Kennen Sie blaue Gänseblümchen?

Ja, das passiert, wenn man in das Blumenwasser blaue Tinte gibt. Die Blüten saugen die Flüssigkeit auf und die weißen Blütenblätter verfärben sich blau. Probieren Sie es einfach aus und lassen Sie die Teilnehmer zuschauen!

Wortfindung

Wir suchen Pflanzen, in denen (wie beim Gänseblümchen) ein **Tiername** steckt:
Fuchsschwanz, Kuhschelle (auch Küchenschelle), Löwenzahn, Tigerlilie, Katzenminze, Wolfsmilch, Ochsenauge, Bärenklau, Bärlauch, Eberesche, Kamelie, Wurmfarn, Hundsrose (Hagebutte), Hahnenfuß...

Zum Vorlesen oder Singen

Lied

Im Märzen der Bauer die Rösslein einspannt,
er setzt seine Felder und Wiesen instand.
Er pflüget den Boden, er egget und sät,
und rührt seine Hände frühmorgens bis spät.

Die Bäurin, die Mägde, sie dürfen nicht ruh'n,
sie haben im Haus und im Garten zu tun.
Sie graben und rechen und singen ein Lied
und freu'n sich, wenn alles schön grünet und blüht.

So geht unter Arbeit das Frühjahr vorbei,
dann erntet der Bauer das duftende Heu.
Er mäht das Getreide, dann drischt er es aus:
im Winter, da gibt es manch fröhlichen Schmaus.

(mündlich überliefert)

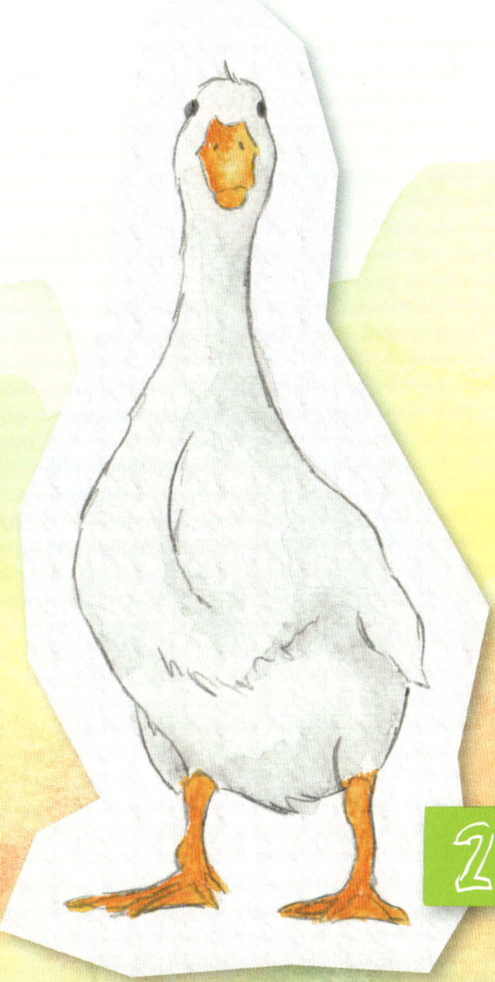

Vorfreude auf Kartoffeln

Material:
- *eine oder mehrere Saatkartoffeln,*
- *Eierkarton,*
- *Blumentopf oder Eimer,*
- *hochwertige Kübelpflanzen- oder Blumenerde,*
- *Gießkanne.*

Kartoffeln kann man auch ohne Garten kultivieren!

Und so geht's:
- Lassen Sie Saatkartoffeln einige Tage auf der Fensterbank vorkeimen; in einem Eierkarton sind sie erst einmal gut aufgehoben.
- Dann füllen Sie einen Eimer oder einen Blumentopf zur Hälfte mit Erde und legen Sie die Kartoffel ca. 5 cm tief in das Substrat.
- Sobald die ersten Kartoffeltriebe ungefähr 10–15 cm aus der Erde schauen, bedecken Sie die sichtbaren Spitzen wieder mit Erde.
- Die Prozedur wird so lange wiederholt, bis das Pflanzgefäß bis zum Rand mit Erde bedeckt ist. Dieser Vorgang fördert die Bildung der Knollen.
- Ungefähr 8–10 Wochen nach der Saat können die ersten Kartoffeln geerntet werden.

Achtung: Regelmäßig, aber mäßig bewässern!

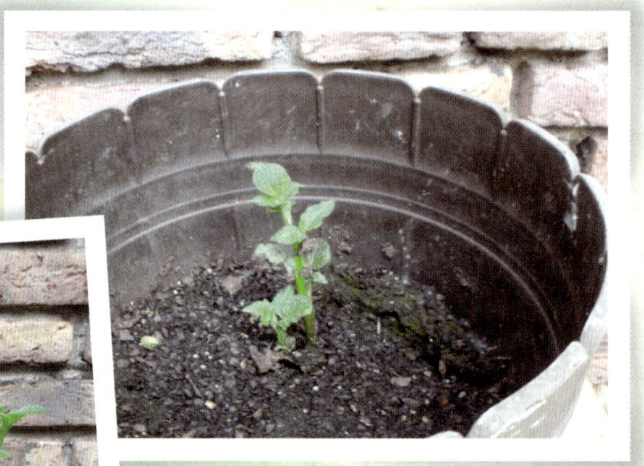

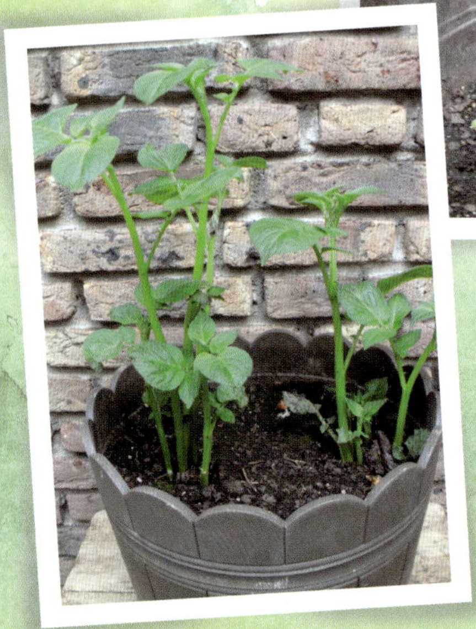

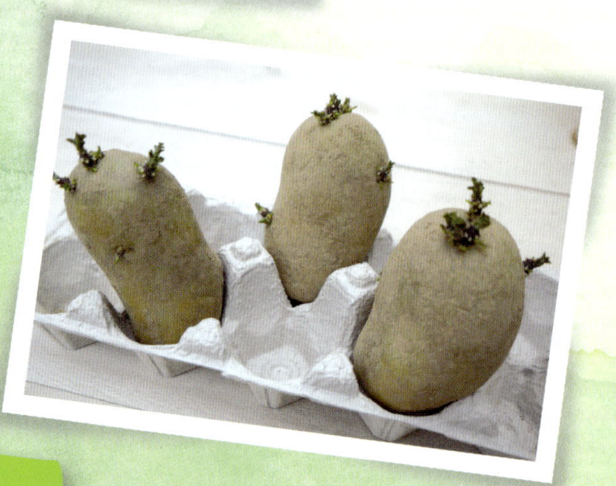

Geselliges Erzählen und Arbeiten

Anregungen zum Gespräch

Eine Teilnehmerin erzählt: „Ich erinnere mich, dass wir früher eine Kartoffelkiste im Keller hatten. Auf einer quadratischen Grundfläche mit ca. einen Meter hohen Eckpfosten wurden die gekeimten Kartoffeln gesetzt und Erde aufgeschüttet, gleichzeitig wurden die Seitenwände der Kiste durch immer neue Bretter stetig höher. Erde wurde immer dann aufgeschüttet, wenn die Keime einige Zentimeter gewachsen waren. Der Keller war recht dunkel, das weiß ich noch! Die Ernte war enorm und für uns Kinder wie eine Schatzsuche."
Haben Sie auch Erinnerungen an Ihre Kartoffelkiste?

Chips und Fritten

Was lässt sich aus Kartoffeln zubereiten? *Kartoffelpuffer, -gratin, -püree, -auflauf, Kroketten, Chips, Pommes Frites, Bauernomelette, Ofen-, Folien-, Pell-, Brat-, Herzoginkartoffeln ...*

Kartoffelwitz

Im Biologieunterricht werden die Bewohner des Meeres durchgenommen.
„Wozu gehört der Delphin?", will der Lehrer wissen. Anna: „Zu den Säugetieren." „Richtig! Und der Hering, Fritzchen?" „Zu den Pellkartoffeln."

Kleines Kartoffelquiz

Wer sind Siglinde, Laura und Nicola? *Kartoffelsorten*
Was ist mit folgenden Bezeichnungen gemeint: Grumbeer, Tüggelken, Schocke, Erdbirn oder Abbel? *Das sind Bezeichnungen im Dialekt für die Kartoffel in verschiedenen Regionen*
Welche Schulferien wurden früher als Kartoffelferien bezeichnet, weil die Schulkinder bei der Kartoffelernte helfen mussten? *Die Herbstferien*
Welches Tierchen hat einen großen Appetit auf die Blätter der jungen Pflanze? *Der Kartoffelkäfer*

Kartoffellied

Pasteten hin, Pasteten her,
was kümmern uns Pasteten?
Die Kumme hier ist auch nicht leer
und schmeckt so gut als bonne chere
von Fröschen und von Kröten.

Und viel Pastet und Leckerbrot
verdirbt nur Blut und Magen.
Die Köche kochen lauter Not,
sie kochen uns viel eher tot;
Ihr Herren, laßt Euch sagen!

Schön rötlich die Kartoffeln sind
und weiß wie Alabaster!
Sie däun sich lieblich und geschwind
und sind für Mann und Frau und Kind
ein rechtes Magenpflaster.

Matthias Claudius, 1740–1815

Schnittlauch & Co – Kräutergarten auf der Fensterbank

Material:
- *Kräutersamen,*
- *Blumentöpfe,*
- *etwas Kies, Tonkügelchen oder Tonscherben,*
- *Blumenerde,*
- *Sand,*
- *Übertöpfe oder Schalen.*

Tipp:

Denken Sie daran, jetzt schon Tomaten für die Fensterbank vorzuziehen!

Frische Kräuter – bereits der Gedanke an ihren Duft und Geschmack weckt Vorfreude auf den nahen Frühling.
Die meisten Kräuter lassen sich problemlos auf der Fensterbank ziehen – und machen eine gute Figur auf der Fensterbank.

Und so geht's:
- Legen Sie eine Schicht Kies oder einige Tonscherben in den Topf, damit überflüssiges Wasser abfließen kann und die Wurzeln nicht faulen.
- Mengen Sie Blumenerde mit Sand und füllen Sie den Topf mit diesem Gemisch auf.
- Tipp: Schnittlauch mag es, wenn Sie Sie Eierschalen als Kalklieferant in die Erde geben und sie mit ein wenig Kaffeesatz bedecken.
- Streuen Sie den Schnittlauchsamen auf. Schnittlauch keimt im Dunkeln, und so sollten die Samen mit etwa 2 cm Erde bedeckt werden.
- Stellen Sie den Topf auf eine Schale, in die das Wasser abfließen kann. Mehrere Töpfchen sehen auch in einem Blumenkasten gut aus.

Nach etwa zwei Wochen zeigen sich die ersten Schnittlauchtriebe.

Schnittlauchquark für alle Gelegenheiten

Zutaten:
- *2 Bund Schnittlauch*
- *500 g Magerquark,*
- *150 ml Milch,*
- *Salz, frisch gemahlener Pfeffer.*

Schnittlauch waschen, trockenschütteln und in feine Röllchen schneiden.
Quark und Milch glatt rühren. Mit Salz und Pfeffer würzen. Vor dem Servieren die Schnittlauchröllchen unter den Quark heben.
Passt zu Pellkartoffeln, als Dip oder aufs Brot.

Wichtig: Gießen Sie die Kräuter nicht zu stark, denn sonst sprießen sie nicht richtig. Gießen Sie erst dann Wasser nach, wenn die Erde unter der Oberfläche trocken ist.
Ebenfalls für die Anzucht auf der Fensterbank geeignete Kräuter sind Basilikum, Dill, Estragon, Kresse, Minze, Oregano/Majoran, Petersilie, Rosmarin, Salbei und Thymian.

Geselliges Erzählen und Arbeiten

Anregungen zum Gespräch

Bringen Sie unterschiedliche Kräuter mit. Teilen Sie ein Kraut nach dem anderen aus, dabei sind alle Sinne beteiligt: Wie riecht es? Wie fühlt es sich an? Wie schmeckt es? Dazu kann sicher jeder in der Runde etwas beitragen: Standort, Farbe, Beschaffenheit und Verwendung in der Küche.

- Haben Sie früher frische oder getrocknete Kräuter verwendet?
- Wie trocknet man Kräuter am besten? *Zu Sträußchen binden und kopfüber an eine Leine hängen, bei unter 40 Grad im Backofen ...*
- Welche Kräuter hat man früher als Hausmittel gegen Schädlinge verwendet? *Pfefferminze soll Mäuse fernhalten, Kräutersträußchen im Zimmer vertreiben Insekten ...*
- Welche speziellen Kräutertees kennen Sie? *Pfefferminztee, Melissentee ...*
- Stimmt es, dass Katzenminze Katzen anlockt? *Ja, der Duft macht müde Stubentiger munter!*

Seltsame Kräuter...

Hier fehlt doch etwas? Setzen Sie jeweils zwei Buchstaben ein, und Sie erhalten viele bekannte Kräuter:

Oreno *Oregano*
Sali *Salbei*
Estron *Estragon*
Thian *Thymian*
Rosrin *Rosmarin*
Balikum *Basilikum*

Landel *Lavendel*
Kalle *Kamille*
Maran *Majoran*
Persilie *Petersilie*
Kornder *Koriander*
Fenel *Fenchel*

Kräutersammlung

Diese Kräuter verwendet man ...
in Suppen *Liebstöckel, Majoran ...*
für Gurken *Dill, Basilikum ...*
in der Italienischen Küche *Oregano, Paprika ...*
in Salaten *Petersilie, Schnittlauch ...*
für spezielle Brotsorten *Anis, Kümmel ...*

Überlegen Sie gemeinsam, welche Kräuter und Gewürze zu welchem Gericht passen!

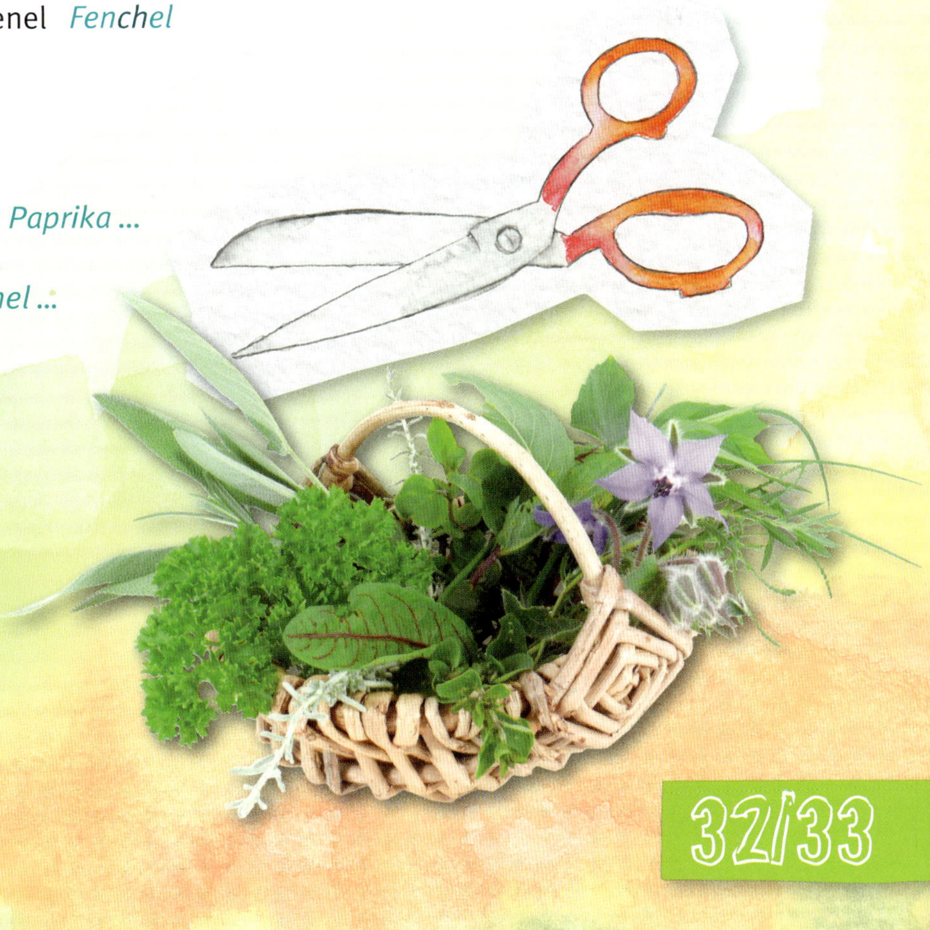

Mangold und Spinat

Material:

- *1 große Schüssel Mangold,*
- *Fett,*
- *1 Zwiebel,*
- *ggf. etwas Brühe und weiße Soße.*

Die Kriegsgeneration kennt noch den Mangold, danach verschwand er fast aus den Gemüsegärten – man hatte ihn sprichwörtlich „satt“. Da er schnell wächst und außerdem sehr gesund ist, war er in schlechten Zeiten ein wichtiger Lieferant von den Vitaminen A, B1 und C. Aber wenn man ihn über einen längeren Zeitraum fast täglich isst, will man danach auch lange nichts mehr davon wissen ...

Für alte Menschen ist ein Gericht aus Mangold eine biografische Geschmackserinnerung! Servieren Sie ihn zu Kartoffeln und Rühreiern mit Speck!

Mangold-Rezept

- Die Blätter abstreifen, blanchieren, die Stiele in Stücke schneiden.
- Zehn Minuten in wenig Fett mit Zwiebeln dämpfen, eventuell etwas Brühe zugeben.
- Mit weißer Soße binden.

Wenn der Spinat unter Glas vorgezogen wird, ist er eines der ersten Gemüse, die man ernten kann, ebenso der Mangold. Dieser braucht etwas länger, weil er größer wird. Beide sind gesund, denn sie enthalten viel Eisen. (Jedoch nicht so gesund wie lange angenommen – wie erst später bekannt wurde, war den Wissenschaftlern in den 1920er-Jahren ein Komma verrutscht!)
Der Spinat beinhaltet auch viel Oxalsäure, deshalb sollten ihn empfindliche Menschen – wie auch Rhabarber – nicht zu oft essen, da er Nierenerkrankungen fördern kann.

Hier kann man auch daran erinnern, dass der Spinat aus Brennnesseln genau so gut oder noch herzhafter schmeckt. Dazu pflückt man die zarten Stängel und Blätter mit Handschuhen. Man kann sie kurz überbrühen, wenn einem der Geschmack zu herzhaft ist, und verarbeitet ihn wie Spinat und Mangold. Mit dem „Blubb“ Sahne zum Schluss ein echter Genuss ... (Siehe auch 19. Kalenderwoche).
Spinat wird immer vor der Blüte geschnitten und schnell verarbeitet, da der Vitamin-C-Gehalt schnell schwindet. Ein ideales Gemüse für das Hochbeet, man kann fast beim Wachsen zusehen!

Geselliges Erzählen und Arbeiten

Anregungen zum Gespräch

- Mangold erinnert oft an die Kriegs- und Nachkriegszeit, können Sie auch davon erzählen? *Er wuchs schnell und ergiebig, man war ihn – ähnlich wie die Steckrüben – schnell leid, weil er so oft auf den Tisch kam.*
- Wie sah die Pflanze aus? *Mangold hat dicke, fleischige Blätter (ähnlich wie Chinakohl) und weiße oder rote Stiele, die auch essbar sind.*
- Wie nannte man Mangold auch noch? *Römerkohl, durch die Römer kam er nach Gallien, in den mittelalterlichen Klostergärten war er ein fester Bestandteil.*
- Ist Spinat sehr gesund? *Die chlorophyllreichen Blätter enthalten außer Eisen die Vitamine A und B und mehr Vitamin C als die Zitrone.*
- Mochten Ihre Kinder Spinat?
- Wie haben Sie ihn gewürzt ? *Mit Zwiebeln, Salz, Muskat und zum Schluss etwas Sahne.*

Spinat ist auch zum Färben von Ostereiern geeignet – haben Sie das gewusst?

Wortfindung

Welche grünen Gemüse kennen Sie außerdem noch? *Beispiele: Porree, Bohnen, Staudensellerie, Broccoli, Erbsen, Fenchel, Grünkohl, Rosenkohl, grüner Spargel, Wirsing …*
Einige der genannten Gemüse kannten Sie vermutlich in Ihrer Kindheit noch nicht. Wann standen diese auf Ihrem Speisezettel?

Zum Vorlesen

Sprüche zur Gesundheit

Den Kopf halt kühl, die Füße warm, das macht den besten Doktor arm. *(Sprichwort)*
Einem Kranken kann es nicht helfen, wenn er in einem goldenen Bette liegt. *(Aus Spanien)*
Die Gesundheit sieht es lieber, wenn der Körper tanzt, als wenn er schreibt. *(Lichtenberg)*
Reich ist, wer keine Schulden hat, glücklich, wer ohne Krankheit lebt. *(Aus der Mongolei)*
Das beste aller Hausmittel ist eine gute Hausfrau. *(Daphne du Maurier)*
Hüte Dich vor einem guten Koch und einer jungen Frau! *(Aus Frankreich)*
Der Mensch ist die Medizin des Menschen. *(Aus Nigeria)*
Der beste Arzt ist jederzeit des Menschen eigene Mäßigkeit. *(Johann Wilhelm Ludwig Gleim)*

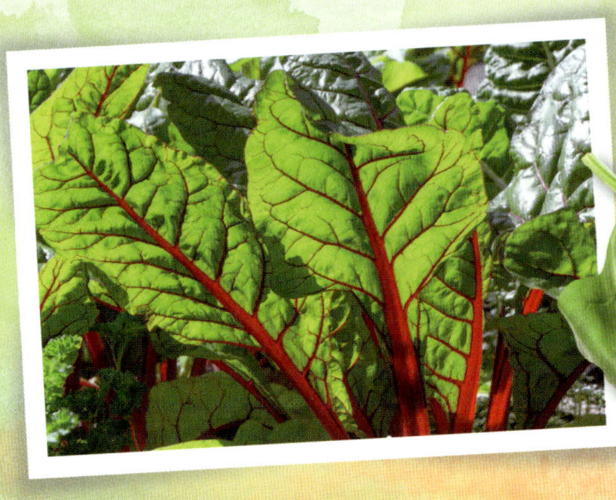

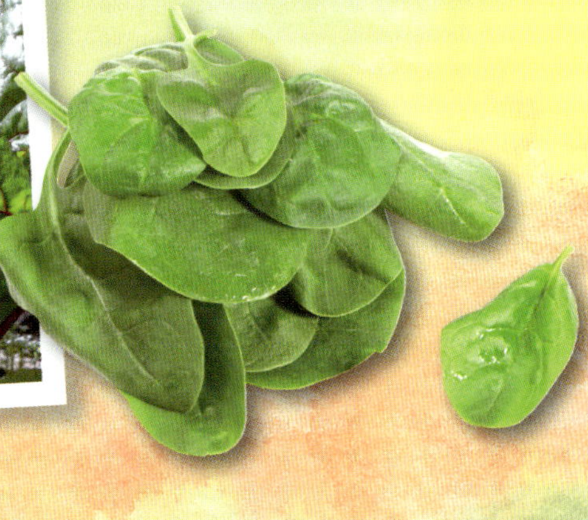

Minigarten

Material:

- *Töpfe mit unterschiedlichen Blumen und Grünpflanzen,*
- *1 großer Korb oder Übertopf oder Pflanzenschale,*
- *Untersetzer,*
- *ggf. Steine oder Moos zum Ausfüllen der Lücken.*

Es wird Zeit, dem Frühling auch im Haus die Ehre zu erweisen, bringen Sie preiswerte Gefäße aus dem Gartencenter mit oder teilen Sie Stauden oder Zwiebelhorste aus dem eigenen Garten.
In kleinen länglichen Balkonkästen sehen die Pflanzen schön aus und können auf die Fensterbank, die Tische oder Kommoden gestellt werden. Oder Sie lassen sich ein hölzernes Gestell bauen, auf dem Töpfe und Kästen Platz finden.
Für einen Minigarten eignen sich: Primeln, Bellis, Hyazinthen, alle Steingartengewächse wie Steinkraut oder Steinbrech und einige kleinbleibende Farnarten oder Gräser.
Wie im richtigen Garten kann man die Pflanzen in gemischten Gruppen zusammenstellen oder nur eine Pflanzenart in einen Topf setzen.

Die bekannten Zimmerpflanzen sieht man ganz neu, wenn sie mit den Töpfen in eine große Schale gestellt werden und eine neue Kombination ergeben – „langweilige“ Pflanzen wie die Grünlilie bieten den Blühpflanzen einen schönen Rahmen.

Und so geht's:

- Wenn die Töpfe Untersetzer haben, wird das Abflussloch der Pflanzschale abgedeckt.
- Die Töpfe werden nett zusammengestellt, größere Pflanzen vielleicht in die Mitte platziert oder – wenn die Schale an der Wand steht – nach hinten gesetzt.
- Die Lücken zwischen den Töpfen kann man mit Vulkanasche, Steinen oder mit Moos abdecken, wenn sie zu groß sind.
- Kreative Bewohner können hässliche Schalen oder Töpfe mit der Serviettentechnik einfach verschönern.

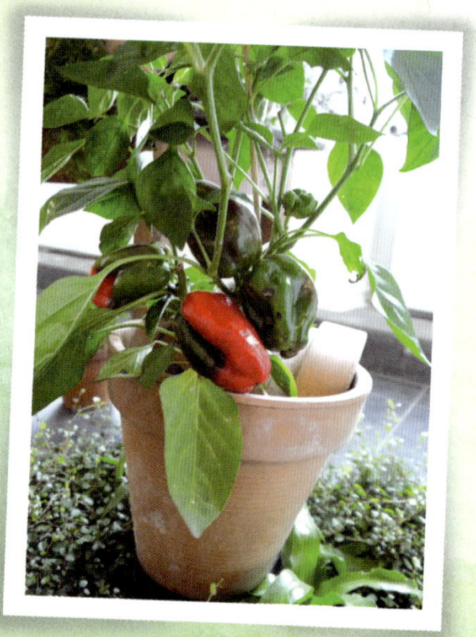

Geselliges Erzählen und Arbeiten

Anregungen zum Gespräch

- Das Frühjahr war schon immer ein Anlass, auch im Haus für Frische zu sorgen: Hat Ihre Mutter Hausputz gemacht?
- Ist es in Ihrer Haushaltung auch wichtig gewesen, die Wohnung „auf den Kopf" zu stellen?
- Erinnern Sie sich an Teppichstangen im Garten, die Gardinen wurden abgenommen und gewaschen, nach dem Aufhängen wurden wieder die Falten mit Nadeln gesteckt.
- In die Küchenschränke wurde neues Schrankpapier gelegt ...

Frühjahrsblüher – wie heißen sie richtig?

Diesen Frühjahrsblühern fehlen die Anfangsbuchstaben, wie heißen sie richtig?
(Wenn Sie die Begriffe nur vorlesen und nicht zeigen, ist es gar nicht so einfach.)

RIMEL *PRIMEL*
ULPE *TULPE*
RAUBENHYAZINTHE *TRAUBENHYAZINTHE*
ROKUS *KROKUS*
ÖWENZAHN *LÖWENZAHN*
EILCHEN *VEILCHEN*
UNGENKRAUT *LUNGENKRAUT*
EBERBLÜMCHEN *LEBERBLÜMCHEN*

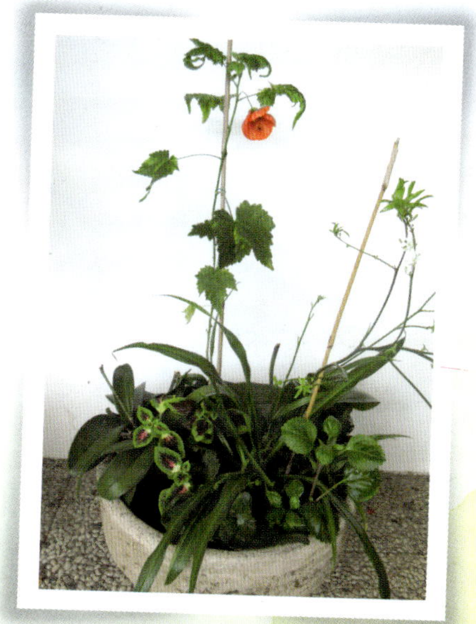

Zum Vorlesen

Märztag

Wolkenschatten fliehen über Felder,
blau umdunstet stehen ferne Wälder.
Kraniche, die hoch die Luft durchpflügen,
kommen schreiend an in Wanderzügen.
Lerchen steigen schon in lauten Schwärmen,
überall ein erstes Frühlingslärmen.
Lustig flattern, Mädchen, deine Bänder,
kurzes Glück träumt durch die weiten Länder.
Kurzes Glück schwamm mit den Wolkenmassen,
wollt' es halten, musst' es schwimmen lassen.

Detlev von Liliencron, 1844–1909

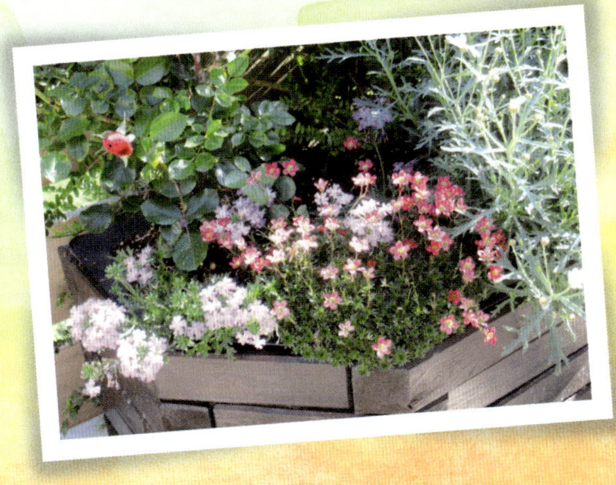

Lied (singen oder als Gedicht vorlesen)

Leise zieht durch mein Gemüt liebliches Geläute,
klinge, kleines Frühlingslied, kling hinaus ins Weite.
Zieh hinaus bis an das Haus, wo die Blumen sprießen:
wenn du eine Rose schaust, sag, ich lass sie grüßen.

Heinrich Heine

Ohne Moos nix los ... Mit Gräsern und Moosen gestalten

Material:

- *verschiedene Moose,*
- *größere und kleine Steine,*
- *Farne, Gräser und andere Pflanzen,*
- *Pflanzschale oder großen Untersetzer oder Teller.*

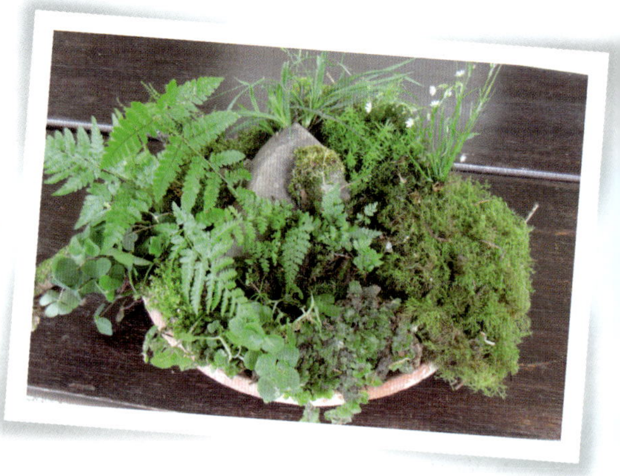

In der 4. Strophe von „Lustig ist das Zigeunerleben“ wird gezeigt,
dass man auf Moos auch gut schlafen kann:
Wenn wir auch kein Federbett haben, faria, faria ho,
tun wir uns ein Loch ausgraben, faria, faria ho.
Legen Moos und Reisig nein,
das soll unser Federbett sein,
Faria ...

Die am weitesten verbreitete Pflanzengattung der Welt sind Gräser – sie fühlen sich in der kältesten Tundra, in heißen Tropen, in nassen Gebieten heimisch. Jetzt wachsen sie auch wieder auf unseren Wiesen, und Sie können Blumensträuße damit ergänzen.

Lassen Sie Weizen keimen und die Bewohner mit ansehen, wie schnell die Halme sich nach oben recken. Abgeschnitten und auf Brot oder im Salat sind sie willkommene Vitaminbomben.
Ein Samentütchen mit Katzengras keimt noch schneller und Sie haben für Ostern oder den Frühlingstisch eine tolle Dekoration.

Und so geht's:

- Bringen Sie von Ihrem nächsten Spaziergang aus dem Wald verschiedene Moosarten mit, sie lassen sich meistens leicht vom Boden lösen.
- Auf verschieden großen Untersetzern, Tellern oder flachen Schalen legen Sie wenig Erde leicht angehäufelt.
- Dort hinein drücken Sie unterschiedlich große Moosplatten, so dass ein ganzes Spektrum grüner Farbe entsteht. Kleine Landschaften entstehen, wenn Sie Farne oder Gräser mit einbauen.
- Achten Sie darauf, dass sich keine Käfer, Würmer oder Larven zwischen dem Grün befinden, man kann das Moos vorab untersuchen oder ausschütteln.
- Es wird dann ein wenig gegossen und immer feucht gehalten.

Geselliges Erzählen und Arbeiten

Anregungen zum Gespräch

- Was glauben Sie – warum wächst an vielen Stellen im Garten und Wald Moos?
  Weil die Natur immer nackte Erde bedecken will.
- Warum entfernen wir Moos immer von den Steinen?
  Moos ist bei Nässe für Spaziergänger immer rutschig.
- Sind die Flechten auch Moose? *Nein, sie sind eine eigene Pflanzengattung.*
- Welche Bedeutung hat das Wort Moos noch? *Anderes Wort für Geld.*
- Erinnern Sie sich daran, dass die Halme der Getreide früher längere Halme hatten?
  Neuzüchtungen sollen die kurzen Halme bei Regen und Wind stabiler halten.
- Ist Ihnen das „Mutterkorn" noch ein Begriff? *Bei Roggen war es ein dunkles Korn, das giftige Stoffe enthielt. Man glaubte, es sei von der Roggenmuhme verhext.*
- Was sind „Spelzen"? *Wenn die Körner nicht richtig gemahlen sind, hängen noch die Schutzschichten vom Korn teilweise daran. Sie sind hart und unverdaulich.*
- Warum ist das „volle Korn" gesünder? *Weil auch noch der Kern enthalten ist, dieser enthält das Weizenkeimöl und Vitamine.*
- Wer oder was ist die Kornmuhme? *Aus den germanischen Sagen kennt man einen weiblichen Feldgeist oder Dämon, Roggenmuhme oder Kornmuhme genannt. Dieser Kinderschreck sollte das Verwüsten von Feldern erschweren, er kann menschliche oder tierische Gestalt haben.*
  (Muhme ist der alte Name von „Tante".)

Wahrnehmungsübung

Bringen Sie verschiedene Getreidesorten mit, z. B. Weizen – Hafer – Gerste – Roggen.
Können die Teilnehmer diese unterscheiden und benennen?

Redewendungen

Das Gras wachsen hören.
Wenn über eine Sache Gras gewachsen ist, kommt sicher ein Kamel gelaufen und frisst es wieder weg.
Regen lässt Gras wachsen – Wein das Gespräch.

Zum Vorlesen

Bauernsprüche zum April

Nasser April – blumiger Mai.
April nass und kalt, wächst das Korn wie ein Wald.
Gehst du im April bei Sonne aus, lass nie den Regenschirm zu Haus.
Auf nassen April folgt trockener Juni
Aprildürre macht jede Hoffnung irre.
Ist's im April schön und rein, wird's im Mai desto wilder sein.

Die Erbsen wachsen sehen

Material:

- *4–6 gleiche hohe Töpfe,*
- *gute Gartenerde,*
- *Erbsen als Saatgut,*
- *20 cm hoher Stock als Stütze,*
- *Draht oder Wollfäden zum Binden.*

Jetzt säen die Gartenbesitzer Erbsen aus, sie können im Anfangsstadium sogar leichten Frost vertragen. Erbsen gehörten früher – wie Kartoffeln – zur Grundversorgung der Menschen, sie sind gesund (guter Eiweißlieferant) und durch die Konservierung durch Einkochen oder Trocknen gut und lange haltbar.

Und so geht's:

- Geben Sie 3/4 gute Gartenerde in die Töpfe und gießen Sie die Erde an.
- Stecken Sie den Stützstock senkrecht bis auf den Boden.
- Legen Sie in jeden Topf 1–2 Erbsen und geben Sie weitere 3 cm Erde dazu.
- Drücken Sie die Erde fest an, besonders um den Stock herum, der soll ja den Pflanzkeim stützen.
- Nach ca. 8 Tagen kommen die Keime aus der Erde, sie werden vorsichtig mit biegsamen Draht- oder anderen Bindemitteln festgebunden.
- Wenn die Keime länger werden, empfiehlt es sich, sie in größere Töpfe oder Kübel oder in die Gartenerde zu setzen, sie wurzeln tief und brauchen jetzt mehr Nährstoffe.
- Geben Sie eine Rankhilfe dazu, das können senkrechte Stäbe mit Vorrichtung zum Festbinden sein, Äste mit Seitenzweigen oder scherenförmig gestellte Stöcke, auch ein Maschendrahtgerüst ist möglich. Die Vögel gehen gerne an die Erbsen, mit dem Gerüst kann man sie abhalten.

Wenn Sie die Sorte „Zuckererbsen“ ausgesät haben, können die Bewohner ab Juli die Schoten von den Rankstäben pflücken und sofort essen, sie sind süß und zart, eignen sich aber auch gedünstet zum Essen.

Rezept

- Ca. 20 Zuckerschoten,
- etwas gesalzenes Wasser,
- ca. 50 g Butter,
- Kerbel oder Petersilie.

Die Zuckererbsen werden von den Fäden befreit und in Salzwasser kurz (ca. 1–2 Minuten) gekocht. Das Wasser abschütten und die Erbsen in der Butter schwenken. Abschmecken mit Salz, Zucker und Kerbel oder Petersilie.

Geselliges Erzählen und Arbeiten

Anregungen zum Gespräch

- An welches Essen denken Sie zuerst, wenn Sie „Erbsen“ hören?
  Erbsensuppe, Erbsen und Möhren, Erbsenbrei, Erbsenpüree ...
- Was gehört für Sie in eine gute Erbsensuppe? *Durchwachsener Speck oder Mettwürstchen, Schinkenknochen oder Eisbein, als Gewürze Majoran und Thymian, Zwiebel ...*
- In welchen Märchen kommen Erbsen vor? *„Die Prinzessin auf der Erbse“ und „Aschenputtel“. Erzählen Sie gemeinsam mit den Bewohnern die beiden Märchen.*
- Haben Sie Erinnerungen an die Konservierung von Erbsen aus dem eigenen Garten?
  Die Erbsen wurden getrocknet (die Zuckererbsen nicht, diese schmecken nur frisch).
- Welche Arten von Erbsen kennen Sie? *Markerbsen (nur für Frischverzehr), Schalerbsen (lässt man ausreifen und als Trockenerbsen nutzen), Palerbsen, Zuckererbsen (hier isst man die Schote mit), Kichererbsen (gehören in eine andere Pflanzengruppe, sie werden in sehr warmen Gebieten angepflanzt und sind in der orientalischer Küche wichtig).*

Eine Geschichte aus Italien

Ich möchte Ihnen eine Geschichte und einige Erbsen mit auf den Weg geben.
Die Geschichte handelt von einem Grafen, der sehr zufrieden und sehr alt wurde, weil er den schönen Augenblicken des Lebens seine ganz besondere Aufmerksamkeit widmete.

Dieser Graf verließ niemals das Haus, ohne sich zuvor eine Handvoll Erbsen einzustecken. Er tat dies nicht etwa, um die Erbsen zu kauen. Nein, er nahm sie mit, um so die schönen Momente des Tages bewusster wahrnehmen und um sie besser zählen zu können.
Für jede positive Kleinigkeit, die er tagsüber erlebte – zum Beispiel einen fröhlichen Plausch auf der Straße, das Lachen seiner Frau und Kinder, ein köstliches Mahl, ein Glas guten Weines, einen schattigen Platz in der Mittagshitze – für alles, was die Sinne erfreute, ließ er eine Erbse von der rechten in die linke Jackentasche wandern.
Manchmal waren es gleich zwei oder drei an einem Tag.
Abends saß er dann Zuhause und zählte die Erbsen aus der linken Tasche. Er zelebrierte diese Minuten. So führte er sich vor Augen, wie viel Schönes ihm an diesem Tag widerfahren war und freute sich. Und sogar an einem Abend, an dem er nur eine Erbse zählte, war der Tag gelungen – und es hatte sich zu leben gelohnt.
In diesem Sinne eine „erbsenreiche“ Zeit!

Verfasser unbekannt

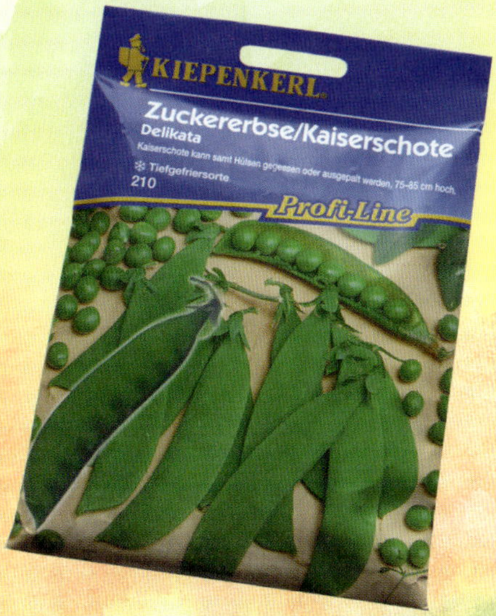

Basilikum und andere Kräuter

Material:

- *ein gekauftes Töpfchen Basilikum,*
- *gute Blumenerde,*
- *kleine Tontöpfe,*
- *ev. scharfe Schere,*
- *ein Glas mit Wasser.*

Basilikum ist im Süden zu Hause und braucht Sonne. Heute ist es ein Feinschmeckergewürz – besonders für die italienische Küche – und ein guter Begleiter für Tomaten und Geflügelgerichte. Noch im vorigen Jahrhundert war es auch als Heilmittel bei Fieber, Nierenleiden und Halsentzündungen bekannt.
Auch Gastwirte kannten Basilikum; in der mittelalterlichen Klosterküche finden wir den folgenden Hinweis: „Basilgen Kreuter gedört verjähren, gibt dem Wein ein hertzlichen guten Geschmack und Geruch dem Moscateller gleich."

Basilikum aus Samen zu ziehen, ist nicht ganz leicht – aber die Vermehrung durch Stecklinge klappt oft gut.

Und so geht's:

- Die Pflanzen im Topf stehen oft sehr dicht, sie lassen sich gut teilen und in neue Töpfe verpflanzen.
- Wenn sie schon gut gewachsen sind, kann man sie auch unter einer Blattachse abschneiden und ins Wasser stellen.
- Schon nach 4–6 Tagen haben sich so viele Würzelchen gebildet, dass man sie wieder einpflanzen kann. So haben Sie den ganzen Sommer immer junge Basilikumblätter und müssen keine zweite Pflanze kaufen.

Bereiten Sie mit Ihren Bewohnern einen schmackhaften Imbiss zu:

Rezept
Teller mit Tomaten, die leicht gesalzen sind.
Darauf legen Sie einen leichten Käse und dekorieren ihn mit gehackten Basilikum-Blättern.

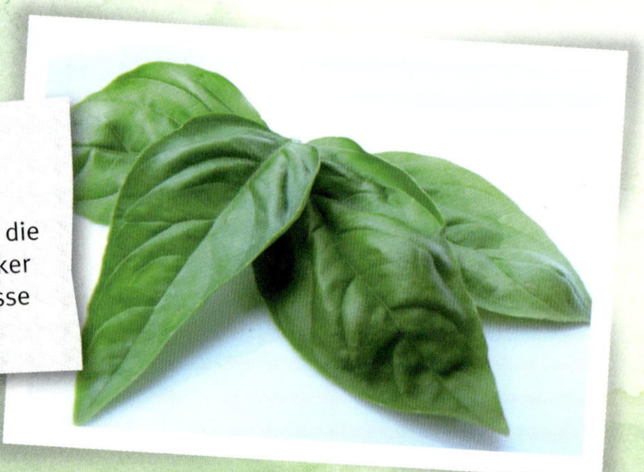

Tipp:

Stachelbeermarmelade mit Basilikum
Probieren Sie einmal Stachelbeermarmelade mit Basilikum, wenn die Stachelbeeren reif sind: zu 1 kg Stachelbeeren und 1 kg Gelierzucker geben Sie ca. 10 Blättchen Basilikum und 10 Blätter Zitronenmelisse und kochen die Marmelade wie gewohnt.

Geselliges Erzählen und Arbeiten

Anregungen zum Gespräch

- Welche Kräuter verwendeten Sie gerne in der Küche?
- Welche hat wohl Ihre Mutter nur benutzt?
- Haben Sie Kräuter im Garten oder auf der Fensterbank selber gezogen?
- Haben Sie auch Kräuter in der Natur gesucht? *Z.B. Löwenzahn, Giersch usw.*

Für jedes Gericht sein Kraut ...

Für welche Gerichte braucht man diese Kräuter und Gewürze?
Majoran *Gänse- oder Schweinebraten, Wurst*
Estragon *Salate, Essig*
Borretsch *Gurken*
Salbei *Geflügel*
Dill *Gurken, Tomaten*
Kerbel *Kohlrabi*
Zitronenmelisse *Kräutersuppen, Tee, Nachspeisen*
Suchen Sie weitere Gerichte, die zu den Gewürzen passen, und überlegen Sie, ob es auch Heilkräuter sein können!

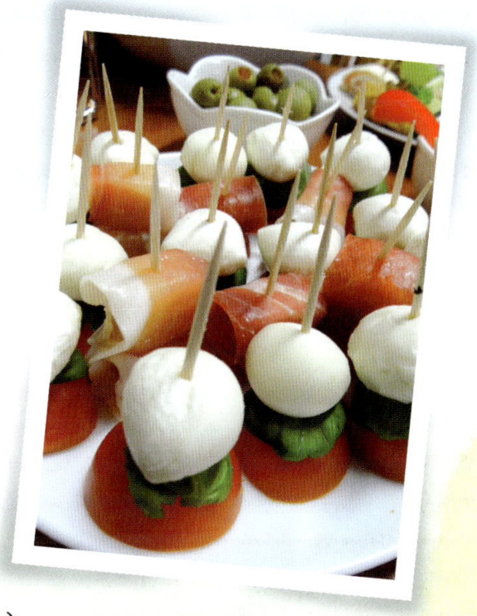

Was ist die „Frankfurter Soße"?

Die berühmte Soße soll schon Goethe beschrieben haben, sie wird heute zum ersten Mal am Gründonnerstag gegessen, wenn traditionell kein Fleisch auf den Tisch kommt und es doch etwas Besonderes sein soll. Die Kräuter sind zu diesem Zeitpunkt (fast alle) reif und werden mit Quark oder Sahne kalt zu Pellkartoffeln serviert.
7 Kräuter müssen es für die „Grie Soß" sein:
Pimpinelle, Kresse, Kerbel, Schnittlauch, Petersilie, Borretsch, Sauerampfer

Zum Vorlesen oder Singen

Dieses Kinderlied ist ein Kreisspiel: die Kinder fassen sich an den Händen und bilden einen Kreis, ein Kind steht in der Mitte und ruft ein anderes Kind in der letzten Zeile hinein, sie tanzen und dann geht das erste Kind aus der Mitte, es beginnt von vorn.

Petersilie Suppenkraut
Wächst in unserm Garten.
Unser Hannchen ist die Braut,
soll nicht länger warten.

Roter Wein, weißer Wein,
morgen soll die Hochzeit sein.
Roter Wein, weißer Wein,
morgen soll sie sein.

(mündlich überliefert)

Maibaum

Material für den Zimmermaibaum:
- *Birkenfeige,*
- *Krepppapier in verschiedenen Farben,*
- *Scheren.*

Material für den Gartenmaibaum:
- *Gekaufte geschlagene Birke oder feststehender Baum im Garten,*
- *wasserfestes Krepppapier in verschiedenen Farben,*
- *Scheren.*

Die Tradition des Maibaumaufstellens ist in Mitteleuropa weit verbreitet.
Vor allem in Baden-Württemberg, Bayern und Österreich wird am Vorabend des 1. Mai ein verzierter und mit einem Kranz versehener Stamm auf dem Dorfplatz feierlich aufgestellt. Je nach ortsüblichem Brauch wird der Baum Ende Mai entfernt, in andren Regionen bleibt er bis zum Herbst oder z. B. in Bayern bleibt er ganzjährig stehen.
Daneben gibt es in vielen Gegenden den Brauch, dass junge unverheiratete Männer an den Häusern ihrer Liebsten oder Angebeteten kleinere Maibäume anbringen. Die sogenannte Maien sind mit bunten Kreppbändern geschmückte Birken.

Die Bewohner im Seniorenheim freuen sich darüber, wenn sie an diesem Brauch teilhaben dürfen.

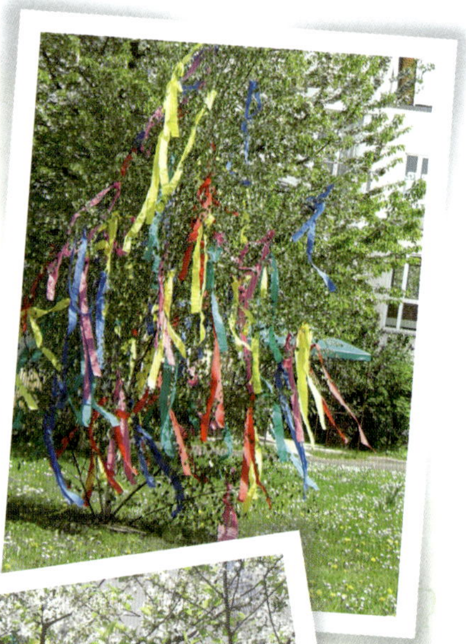

Und so geht's:
- Verfügt die Einrichtung über einen eigenen Garten, kann entweder eine geschlagene Birke organisiert oder ein geeigneter Baum geschmückt werden.
- Damit der Bänderschmuck auch nach einem Regenguss noch schön aussieht, schneidet man am besten wasserfestes Krepppapier in Streifen und verziert damit die Äste.

Aber auch im Wohnbereich bereitet ein Zimmermaibaum viel Freude. Als Zimmermaibaum eignet sich sehr gut eine Birkenfeige (Ficus benjamina), die in vielen Sorten und Formen erhältlich sind. Beim Schneiden der bunten Streifen helfen Bewohner, die gerne mit einer Schere hantieren. Die fertigen Bänder werden über die Zweige drapiert – fertig ist der Maibaum.

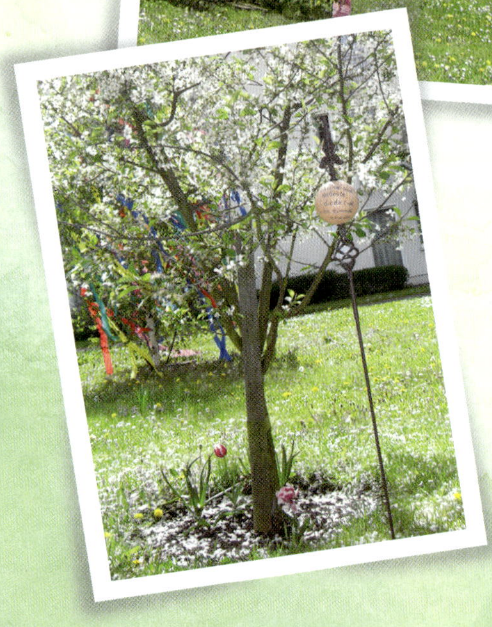

Geselliges Erzählen und Arbeiten

Anregungen zum Gespräch

- Kennen Sie spezielles Maibrauchtum aus der Region, aus der Sie stammen?
  Beispiele: Verkauf/Versteigerung von Maibräuten, Wahl der Maikönigin, Maigesellschaften, Maisingen ...
- Haben Sie schon einmal einen Maibaum gesetzt bekommen bzw. jemandem einen Maibaum geschenkt?
- Zwischen benachbarten Ortschaften herrscht oft ein regelrechter „Krieg", wenn es darum geht, sich gegenseitig die Maibäume zu stehlen. Haben Sie einen solchen Maibaumdiebstahl schon einmal miterlebt und können Sie davon erzählen?

Spruch am Maibaum in Tegernbach

Mein Dorf, das die Tradition in Ehren hält, hat mich mit vereinten Kräften hier erstellt. Nun betrachte mich genau und denke stets daran, dass einer alleine nichts erreichen kann.

Kleines Maibaum-Quiz

1. Wie oft werden Maibäume für gewöhnlich neu aufgestellt?
a) Jedes Jahr **b)** Jedes dritte Jahr **c)** *Jedes fünfte Jahr*
Lösung: *Wegen Fäulnis oder eventuellen Pilzbefall müssen Maibäume nach fünf Jahren Standzeit abgebaut werden.*

2. Maibaumkraxeln ist ein traditioneller Brauch in Bayern, bei dem es um Rekorde beim Ersteigen von Maibäumen geht. Maibaumkraxler brauchen vor allem ...
a) Glück **b)** *Pech* **c)** Kletterwerkzeug
Lösung: *Vor dem Loskraxeln schmiert sich jeder Athlet eine gute Portion Pech an Hände und Füße, um überhaupt den Maibaum hinaufzukommen.*

Zum Vorlesen

Die Birke

Es wächst wohl auf der Heide
und in des Waldes Raum
ein Baum zu Nutz und Freude,
genannt der Birkenbaum.

Die Schuh, daraus geschnitzet,
sind freundlich von Gestalt.
Wohl dem, der sie besitzet,
ihm wird der Fuß nicht kalt.

Es ist die weiße Rinde
zu Tabaksdosen gut,
als teures Angebinde für den,
der schnupfen tut.

Man zapfet aus der Birke
sehr angenehmen Wein,
man reibt sich, dass es wirke,
die Glatze damit ein.

Dem Birkenreiserbesen
gebühret Preis und Ehr;
das stärkste Kehrichtwesen,
das treibt er vor sich her.

Von Birken eine Rute,
gebraucht am rechten Ort,
befördert oft das Gute
mehr als das beste Wort.

Und kommt das Fest der Pfingsten,
dann schmückt mir fein das Haus,
ihr, meine liebsten Jüngsten,
mit Birkenzweigen aus.

Wilhelm Busch, 1832–1908

Frühjahrskur mit Brennnesseln

Material:

- *1 große Schüssel Brennnessel, die obere Hälfte der Pflanze,*
- *Butter, Salz, Zucker,*
- *1 Zwiebel,*
- *ggf. etwas Mehl und Sahne,*
- *Kochtopf.*

Moderne Analysen haben ergeben, dass die Brennnessel die Vitamine A, B und C beinhaltet, dazu Natrium, Schwefel, Phosphor, Kalium, Kalk, Kieselsäure, Eisen, Chlorophylle und Lecitin enthält, nur um die Wichtigsten zu nennen. So ist gar nicht zu verstehen, dass wir diese kostenlosen Gesundheitspflanzen nicht in unseren Speiseplan einbauen. Sprechen Sie mit den Bewohnern darüber, auch welche Pflanzen in und nach dem Krieg in den mageren Jahren gegessen wurden. Um immer Brennnessel zur Verfügung zu haben, müssen sie zwischen Mai und August geerntet und getrocknet werden. Sie werden geschnitten, gesäubert, gebündelt und im Schatten aufgehängt und dunkel und trocken aufbewahrt.

Brennnessel-Spinat

Die Brennnessel übergießt man mit heißem Wasser, dann sind die Pflanzen weniger bitter. Bei dicken Stielen zupft man die Blätter ab, in der Spitze ist die Pflanze noch recht weich. Die Zwiebel schneiden und in Butter auslassen, dann die Brennnessel zugeben und wie Spinat weiter verarbeiten und würzen. Nach ca. 10 Minuten Kochzeit sind die Brennnessel gar, werden mit Mehl gebunden und ggf. mit Sahne verfeinert. Sie schmecken intensiv und dem Spinat sehr ähnlich, sind aber viel gesünder. Suchen Sie Brennnessel in der Natur am besten dort, wo keine Hunde herumstromern. Mit Handschuhen als Schutz kann man sie bündeln und zum Trocknen aufhängen.

Brennnessel in der Hausapotheke:

Gut gegen trockene Haut ist ein Sud aus 100 g Brennnesselblättern, die in 1 Liter Wasser ca. 5 Minuten gekocht wurden. Dann lässt man alles 15 Minuten ziehen und trägt das Wasser noch warm auf die trockene und schuppige Haut auf.
Bei Hautausschlag trinkt man die Flüssigkeit als Tee, mindestens 3 Tassen pro Tag.
Der Tee regt den Harnfluss an, auch Brennnessel-Spinat hat ähnliche Wirkung.
Ein Bad mit Brennnesselsud ist gegen Rheuma und Neuralgien geeignet.

Erzählen Sie von der heilsamen Wirkung von Birkenwasser, viele Bewohner kennen es nur als Kur für brüchiges Haar. Im Frühjahr wird ein Ast der Birke angeschnitten und eine Flasche daran aufgehängt. Birkenwasser steigt durch den Stamm hoch und fließt durch den Ast in die Flasche, nach einer Stunde kann ca. 1/2 bis 1 Liter Wasser in die Flasche geflossen sein. Den Ast am besten wieder verschließen, indem man ihn hochbindet. Das Wasser in kleinen Mengen getrunken, soll eine innere Reinigung des Körpers bewirken.

Geselliges Erzählen und Arbeiten

Anregungen zum Gespräch

- Haben Sie früher Kleidung oder Stoffe aus Nessel gekannt?
  Die Stoffe wurden aus Brennnesseln hergestellt.
- Was bedeutet wohl „sich in die Nesseln setzen“? *Sich Unannehmlichkeiten zuziehen.*
- Haben Sie auch „Hausputz“ für den Körper betrieben? Was haben Sie benutzt?
  Bärlauch, gehackter Löwenzahn, Giersch, Zinnkraut ...
- Kennen Sie Brennnesseljauche?
  Gartenfreunde suchen Brennnessel, dazu auch Zinnkraut (Ackerschachtelhalm, Rainfarn, Comfrey u.a.) und füllen ein großes Gefäß damit (Wassertonne, alter Mülleimer, großer Eimer mit Deckel) halb voll. Mit Wasser aufgießen, nach 2 – 3 Tagen setzt schon die Gärung ein, die entstehenden Gerüche sind wie bei einer echten Jauche. Man gibt sie verdünnt zu den Pflanzen, ihr Reichtum an Kieselsäure und anderen Mineralstoffen stärkt die Zellen der Kulturpflanzen.

Wortfindungsübungen

Suchen Sie andere Wörter für **„reinigen“**. *Beispiele: putzen, säubern, klar Schiff machen, kehren ...*
Gesucht werden Reinigungsmittel für die Wohnung. *Beispiele: Vim, Möbelpolitur, Essigreiniger, Wiener Kalk, Ata ...*
Was macht der Gärtner? *Nach dem ABC: Binden, ernten, düngen, gießen, graben, hacken, jäten, kappen, kompostieren, lockern, mähen, mulchen, pfropfen, säen, schneiden, schreddern, setzen, stutzen, trimmen, umsetzen, vereinzeln, vertikutieren, wässern ... Finden Sie noch mehr Tätigkeiten!*

Scherzfragen

Warum ist es im Garten manchmal gefährlich? *Weil der Salat schießt.*
Warum ist es im Wald im Frühling gefährlich? *Die Bäume schlagen aus.*

Zum Vorlesen

Brennessel, verkanntes Kräutlein

Brennessel, verkanntes Kräutlein, dich muss ich preisen,
Dein herrlich grün in bester Form baut Eisen,
Kali, Kalk, Phosphor, alle hohen Werte,
Entsprießend aus dem Schoß der Mutter Erde.
Nach ihnen nur brauchst du dich hinzubücken,
Die Sprossen für des Leibes Wohl zu pflücken.
Als Saft, Gemüse oder Tee sie zu genießen.
Das, was umsonst gedeiht in Wald, auf Pfad und Wiesen.
Selbst in noch dürft'ger Großstadt nahe dir am Wegesrande,
Nimms hin, was rein und unverfälscht die gütige Natur
Dir heilsam liebend schenkt auf ihrer Segensspur.

Dr. Heinrich Hoffmann, 1809–1894

Aloe Vera – Schönheit aus der Wüste

Material:

- *Aloe Vera Pflanze,*
- *Messer,*
- *fertige Kakteen- und Sukkulentmischung (oder mit Sand vermischte Einheitserde),*
- *Blumentöpfe.*

Die Aloe Vera ist eine Heilpflanze, die zwar in Wüstengegenden heimisch ist, aber inzwischen auch bei uns erhältlich ist. An einem warmen sonnigen Platz auf der Fensterbank fühlt eine ausgewachsene Pflanze sich am wohlsten.

Und so ziehen Sie Ableger:

- Trennen Sie von der Mutterpflanze vorsichtig ein äußeres Blatt ab.
- Schneiden Sie dieses in mehrere Stücke.
- Lassen Sie die Schnittflächen zunächst etwa zwei Tage trocknen.
- Dann pflanzen Sie die Blattstückchen jeweils separat in mit Kakteenerde gefüllte Blumentöpfe. Die Schnittfläche in der Erde wird dann Wurzeln bilden, die Schnittfläche oben bringt Blätter hervor.

Bitte beachten:

- Während der Anzuchtphase benötigen die Blattstückchen zunächst ein sonnengeschütztes Terrain. Die Jungpflanze verträgt erst dann viel Licht, wenn sie ein eigenes Wurzelsystem entwickelt hat. Dann sollte sie nach und nach an die Sonnenbestrahlung gewöhnt werden.
- Niemals von oben gießen!
- Allzu häufiges Gießen wirkt dem Wurzelbildungsprozess entgegen. Grundsätzlich mögen auch schon die kleinen Pflanzen keine Begießung von oben. Im Sommer sollte die Erde nur feucht, im Winter die Erde fast trocken gehalten werden.
- Ein Sukkulenten- oder Universaldünger sorgt im Sommer für Nährstoffe.

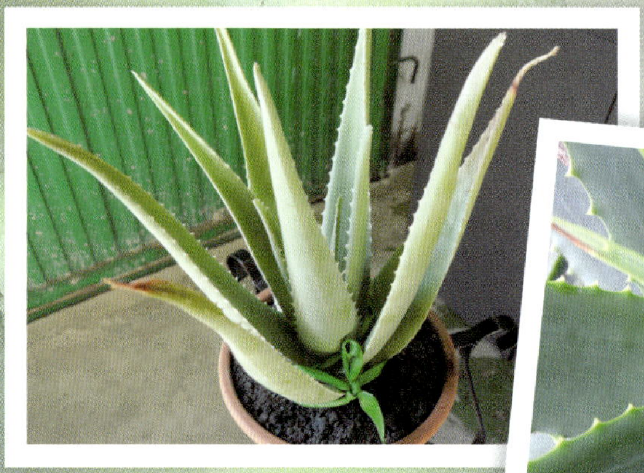

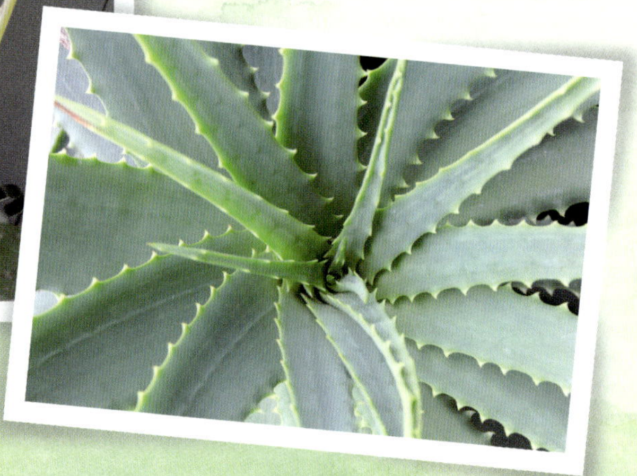

Geselliges Erzählen und Arbeiten

Anregungen zum Gespräch

- Wussten Sie schon, dass dem Aloe Vera-Gel, das aus dem Wasserspeichergewebe der Blätter gewonnen wird, entzündungshemmende, wundheilende und immunstimulierende Eigenschaften zugeschrieben werden? Bereits im Alten Testament wird die Aloe als Heilpflanze genannt.
- Welche Hausmittel zur schnellen Behandlung von kleinen Wunden, Sonnenbrand usw. kennen Sie? Berichten Sie von Ihren Erfahrungen!

Übung zu Wortfindung

Jeder Teilnehmer hat alle Buchstaben des Wortes **HEILPFLANZE** einzeln vor sich liegen.
Ziel ist es, aus den vorhandenen Buchstaben so viele Begriffe zu bilden wie möglich.
Es müssen nicht alle Buchstaben verwendet werden!
Beispiel: Elle, Fell, Elfe, Pfeil, helfen, Zelle ...

Zum Vorlesen

Lob der Aloe Vera

Als Aloe Vera ist sie bekannt,
auch „Bitterschopf“ wird sie genannt.
Ist der Ableger erst groß
bleibt er dann recht anspruchslos.

Sie hat nicht gerne nasse Füße,
nur vom Dünger schöne Grüße.
Fehlt dieser, sieht man es ihr an,
sind die Blätter rötlich dann.

Im Winter liebt sie es sehr kühl,
die Sonne gibt ihr Wohlgefühl.
Und mag es noch so sehr verlocken:
Im Sommer wünscht sie's knochentrocken.

Bekannt ist es auch – zweifelsfrei –,
das nützlich sie ist als Arznei.
Bei einer kleinen Wunde,
so sagt die Naturheilkunde,

soll man ein Blatt abschneiden,
der Saft hilft bei etlichen Leiden:
bei Schnitten und bei Rissen,
das Gel hilft Wunden schließen.

Tut Sonnenbrand so schrecklich weh,
plagt ein Geschwür am großen Zeh,
und wenn die Biene hat gestochen,
das Tier noch grad davongekrochen,

in vielen Fällen hilft ein Sud
von dieser Pflanze schnell und gut!
Bei Zweifeln sollten Sie es wagen
und trotzdem Ihren Arzt befragen!

Andrea Friese

Erdbeerzeit – Sommerzeit!

Material:
- *vorgezogene Erdbeerpflanzen,*
- *Blumenampeln,*
- *Pflanzenerde.*

Mittlerweile gibt es auch neugezüchtete Erdbeersorten, die sich für die Fensterbank eignen, z. B. die „Balkon & Fensterbank Erdbeere Fontaine®" von der Firma Baldur. Wer die Pflanzen selber vorzüchten möchte, sollte diese etwa Mitte Februar aussäen. Ansonsten kann man im Handel vorgezogene Erdbeerpflanzen kaufen.

Die Blumenampeln sollten einen gelochten Boden für den Ablauf von überschüssigem Gießwasser aufweisen. Da die Erdbeeren genügend Platz zum Wachsen brauchen (mindestens 25 cm pro Pflanze), sollten die Töpfe nicht zu klein sein.

Und so geht's:
- Für jede Erdbeerpflanze sollte ein eigenes Gefäß zur Verfügung stehen.
- Füllen Sie die Blumenampeln mit Erde.
- Setzen Sie in jede Ampel ein Pflänzchen und verteilen die Erde rund um die Wurzelballen.
- Gießen Sie vorsichtig etwas Wasser darüber.

Hängen Sie die Erdbeerampel an einer hellen sonnigen Stelle auf. Die Erntemenge wird zwar nicht für Marmelade reichen, aber zum Naschen für zwischendurch reicht es allemal ...

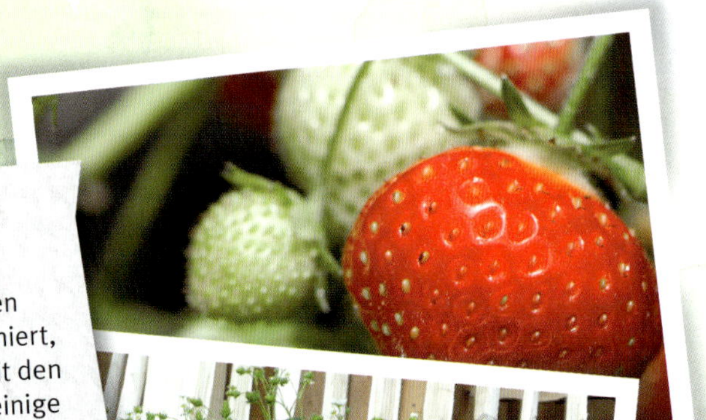

Tipp:
Setzen Sie einen Rumtopf an!
Ab jetzt werden frische Früchte der Saison schichtweise in einen Steinguttopf eingefüllt, und in Rum (mind. 54 % Alkohol) mariniert, so dass man sie Weihnachten genießen kann. Beginnen Sie mit den Erdbeeren, dazu Zucker (halb so viel wie das Fruchtgewicht), einige Vanillestangen und so viel Rum, dass die Früchte im Topf völlig bedeckt sind. Füllen Sie immer dann Rum nach, wenn neues Obst dazu kommt. Stellen Sie den Topf zugedeckt in einen kühlen Raum.

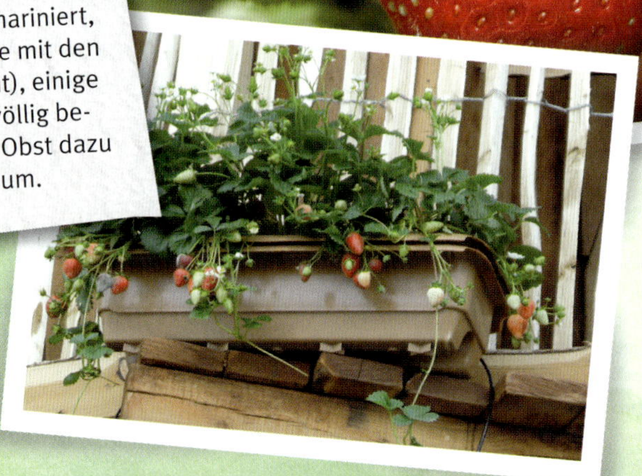

Geselliges Erzählen und Arbeiten

Anregungen zum Gespräch

- Woher haben Sie früher Ihre Erdbeeren bekommen?
  Vom Markt, aus dem eigenen Garten, auf dem Feld gepflückt …
- Was kann man alles aus Erdbeeren herstellen?
  Marmelade, Rumtopf, Erdbeerquark, Likör, Bowle, Shake … Erklären Sie Ihr Lieblingsrezept!

Kleines Erdbeer-Quiz

Gesucht wird eine Nuss, die roh zu Eis und als Marmelade schmeckt.
Es handelt sich um die Erdbeere, die aus botanischer Sicht zu den Sammelnussfrüchten, also den Nüssen, gehört.
Wann verfärbt sich Erdbeermarmelade grau-braun?
Wenn der rote Farbstoff der Erdbeeren z. B. von den UV-Strahlen der Sonne zerstört wird.
Was hat das WECK-Glas mit Erdbeeren zu tun?
Georg van Eyck schuf nach 1902 das sehr frühe deutsche Markenzeichen für Einmachgläser, die Erdbeere mit dem Firmennamen WECK.

Zum Vorlesen

Die Sage von den Erdbeeren

Ein Kind im Schwabenlande ging einst, im Walde Erdbeeren zu suchen, und hatte schon ein hübsches Körbchen fast voll. Da ist ihm die Mutter Gottes begegnet und hat es gefragt: „Was hast du in deinem Körbchen?" – Das Kind fürchtete sich und mochte denken, die Mutter Gottes wolle von den Beeren haben, gab daher zagend zur Antwort: „Nichts." – „Ei", sprach da die Mutter Gottes, „ist es nichts, so soll es dir auch nichts gedeihen!" – Und von da an wird kein Kind und kein Großes von Erdbeeren satt, es mag deren noch so viel essen.

Ludwig Bechstein, 1801–1860

Kirschtomaten

Material:

- *Pflanzgefäß (mind. 10l) mit Tomatenjungpflanzen,*
- *hochwertige Erde,*
- *Übertopf, z.B. Eimer aus Emaille,*
- *Stäbe aus Holz oder Bambus.*

Tomaten als Jungpflanzen gibt es beim Gärtner oder im Gartencenter. Fragen Sie beim Kauf nach veredelten Pflanzen. Sie sind zwar teurer, tragen dafür aber mehr Früchte und sind wesentlich robuster.

Tomatenpflanzen kann man auch auf der Fensterbank ziehen, wenn folgende Dinge beachtet werden:

- Das Pflanzgefäß muss groß genug sein, mindestens zehn Liter Inhalt fassen und am Boden Löcher besitzen, damit überschüssiges Wasser abfließen kann.
- Die Tomaten brauchen einen sonnigen Standort.
- Die Erde muss feucht gehalten werden.
- Als regelmäßigen Dünger sind Kaffeesatz und fein zerbröselte Eierschalen zu empfehlen (fast immer ein guter Dünger für Topfpflanzen).

Später sollte man Stöcke in die Erde stecken und die Pflanzen daran festbinden. Da die Tomatenpflanzen auch in der Wohnung sehr groß werden können, dient dies zur Stabilisierung.

Entfernen Sie regelmäßig alle jungen Seitentriebe, nur dann kann die Pflanze ihre ganze Energie in die Bildung der Früchte stecken. Am besten ist es, wenn pro Tomatenpflanze nur ein einziger Haupttrieb aufgebunden wird.

Sehr hübsch sehen Eimer aus Emaille als Übertöpfe aus.

Wichtig: Wenn Sie den Topf auf die Terrasse stellen, sorgen Sie für einen geschützten Platz – Tomaten mögen gar keine Nässe von oben. Für Tomaten im Hochbeet gibt es Schutzhüllen im Handel zu kaufen.

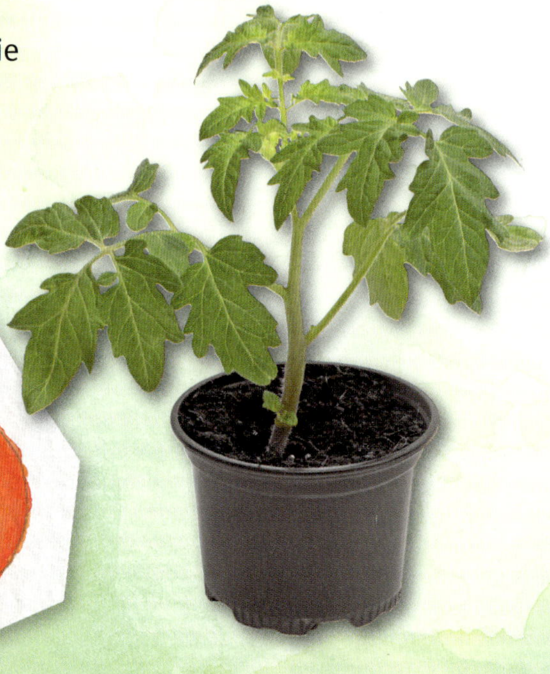

Geselliges Erzählen und Arbeiten

Anregungen zum Gespräch

- Hatten Sie einen Nutzgarten, in dem Sie Tomaten ernten konnten?
- Welche unterschiedlichen Tomatensorten kennen Sie?
  Fleischtomaten, Cocktail-, Rips-, Cherrytomaten ...
- Was kann man alles aus Tomaten herstellen?
  Tomatenmark, -soße, -saft, Ketchup, Salat, Pizza, Sauce Bolognese ...

Alles Tomate, oder was?

In den Redensarten stimmt doch etwas nicht ... Was ist es?
Die *Tomate* fällt nicht weit vom Stamm. *Der Apfel*
Man soll nicht Äpfel mit *Tomaten* vergleichen. *Birnen*
Die dümmsten Bauern haben die dicksten *Tomaten*. *Kartoffeln*
Elvis Presley kann schon lange die *Tomaten* von unten betrachten. *Radieschen*
Mit den neuen Nachbarn ist nicht gut *Tomaten* essen! *Kirschen*
Das macht die *Tomate* auch nicht fett. *Den Kohl*
Dagegen ist keine *Tomate* gewachsen. *Kein Kraut*
Dem ist aber die *Tomate* verhagelt! *Petersilie*
Geh doch dahin, wo die *Tomate* wächst. *Der Pfeffer*
Bei dem ist *Tomate* und Malz verloren! *Hopfen*
Manche Leute picken sich nur die *Tomaten* aus allem heraus. *Rosinen*
Hier liegt alles wie Kraut und *Tomaten* durcheinander! *Rüben*

Anschließend können die Nahrungsmittel noch einmal mündlich zusammengetragen werden.

Kleines Quiz rund um die Tomate

1. Wie nennt man die Tomate in Österreich?
a) Paradiesapfel
b) *Paradeiser*
c) Ribisel

2. Wer keine ausgereiften Tomaten bekommt, kann sie mit folgendem Trick zum Nachreifen bringen:
a) In den Kühlschrank legen
b) *Neben einen Apfel legen*
c) In eine Plastiktüte stecken

3. Was bedeutet Ausgeizen einer Tomatenpflanze?
a) Man entfernt die Tomatensamen, damit man eine ungekörnte Sauce kochen kann
b) *Man entfernt junge Seitentriebe, damit die Pflanze nicht in die Breite wächst*
c) Das professionelle Entfernen des Tomatenstrunks

Löwenzahn

Material für Dekokränze aus Löwenzahn:

- *Löwenzahn mit langen Stängeln,*
- *Schale mit Wasser.*

Aus Löwenzahn lassen sich schöne Blütenkränze als Tischdekoration für die sommerliche Gartentafel herstellen. Das funktioniert auch ohne Bindedraht, die Stängel müssen nur lang genug sein. Aber Vorsicht vor dem Fleckenteufel: Löwenzahn gibt viel Milchsaft ab.

Und so geht's:

- Zwei Löwenzahnstängel werden so übereinandergelegt, dass sich die Stängel kreuzen, die Blütenköpfe liegen dabei nah aneinander.
- Schlingen Sie den oben liegenden Blumenstiel einmal rechts am Blütenkopf vorbei um den unteren Stil herum, legen diesen parallel dazu und ziehen Sie die Blüten damit vorsichtig zusammen.
- Nehmen Sie dann einen dritten Löwenzahn und verfahren Sie damit ebenso. Sie binden solange weitere Löwenzahnstängel hinzu, bis die gewünschte Länge erreicht ist.
- Zum Schluss binden Sie Anfang und Ende mit kräftigen Grashalmen oder Bindfaden zusammen. Überstehende Stängel brechen Sie einfach ab.
- Variante: Ritzen Sie mit einem Küchenmesser unmittelbar unter der Blüte einen Schlitz in den Stängel und ziehen Sie jeweils die nächste Blüte am Stiel hindurch.

In einer Schale mit Wasser halten sich die Kränze einige Tage lang frisch. Sehr dekorativ wirken sie auch als Umrahmung von schlichten Glaswindlichtern.

Übrigens: In der Küche ist Löwenzahn vielfältig verwendbar – ob angerichtet wie Blattspinat, als leckere Suppe, als Beigabe zum Kräuterquark, die Blüten als essbare dekorative Zierde im Salat oder gedünstet als Füllung ins Omelett ... es gibt viele Rezepte.

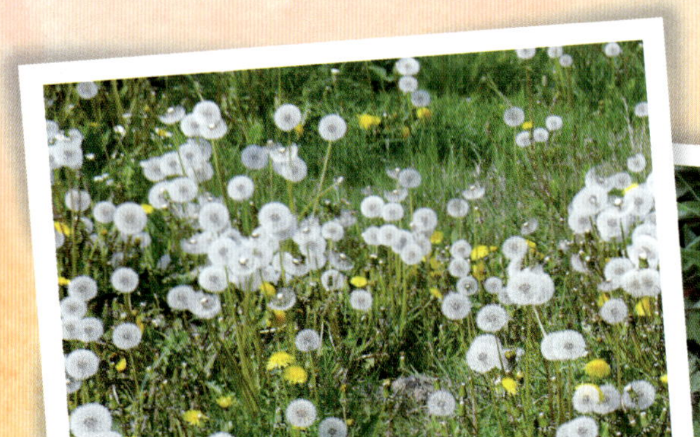

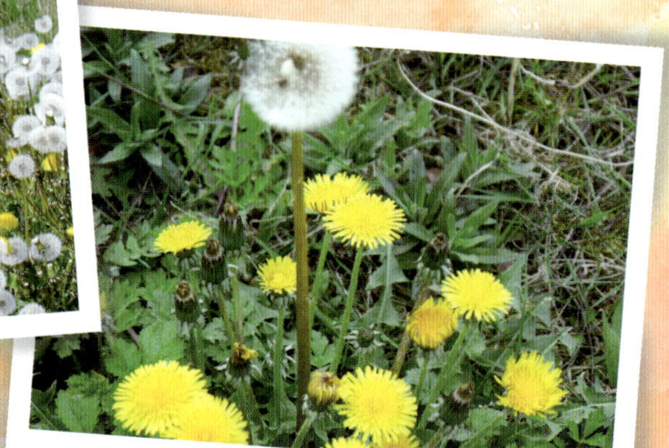

Geselliges Erzählen und Arbeiten

Anregungen zum Gespräch

- Für den Löwenzahn gibt es viele umgangssprachliche Bezeichnungen: Volksnamen wie „Bettnässer oder Pissnelke“ weisen auf seine harntreibende Eigenschaft hin, „Brummer“ nannte man ihn in einigen Gegenden, weil sich aus den hohlen Stängeln Mini-Blasinstrumente herstellen lassen, „Hahnenspeck“ betont die Vorliebe von Hühnern für ihre Blätter. Und weil diese Pflanze überall anzutreffen ist, wird sie auch „Bayerischer Enzian“ genannt. Kennen Sie weitere Bezeichnungen für den Löwenzahn?
- Haben Sie schon einmal aus Löwenzahn einen Blütenkranz geflochten?
- Haben Sie als Kind den Samen der „Pusteblume“ abgeblasen und die nach dem Pusten verbliebenen Fruchtschirmchen als „Orakel“ gedeutet? Beispiel: Noch verbleibende Anzahl der Jahre bis zur Hochzeit ...
- Kennen Sie weitere Rituale? Wem es gelingt, alle Schirmchen auf einmal wegzupusten, dem geht ein dabei geäußerter Wunsch angeblich auch in Erfüllung ...
- Erinnern Sie sich: Der Löwenzahn zierte einst die Rückseite des alten 500-DM-Scheins...

Rätsel

Welcher Zahn ist immer stumpf? *Der Löwenzahn*

Zum Vorlesen

Pusteblumen

Ein Schaf und zwei Lämmlein
und all drei schneeweiß,
und grün ist die Wiese,
und heiß ist's, heiß.

Am Heckchen, am Büschchen,
kühl schattet's herab,
sitzt Bübchen und rauft rings
die Pusteblumen ab.

Die Flöckchen im Winde,
wie segeln sie fein,
die Lämmerchen hüpfen
auf alle vier Bein.

Das Bübchen wird müde,
ihm träumt eins geschwind:
viel Lämmerchen tanzen
wie Flöckchen im Wind.

Er pustet dazwischen,
die Backen gebläht,
hei, geht's umeinander,
und jed Lämmchen mäh – h – t.

Gustav Falke, 1853–1916

Nelken und kreative Blumengefäße

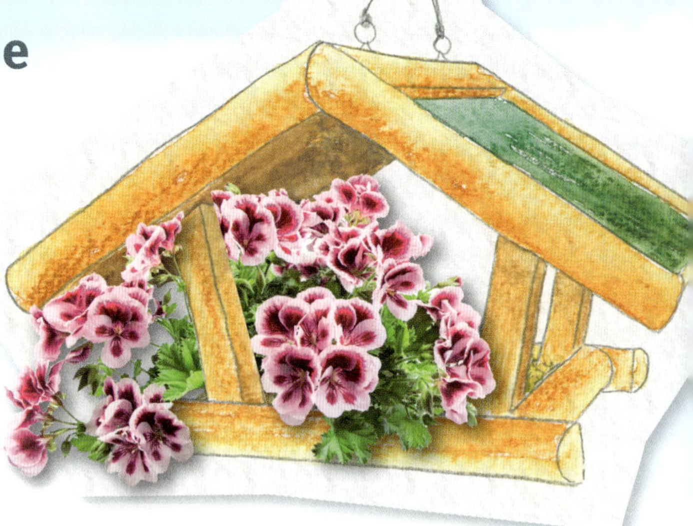

Material:

- *div. Becher, Vasen, Gläser oder Töpfe,*
- *Nelken in verschiedenen Farben, Formen und Düften,*
- *Frischhaltemittel für das Blumenwasser.*

Die alten Griechen weihten die Nelke ihrem höchsten Gott und nannten sie deshalb „göttliche Blumen – „Dios anthos“. Daraus wurde der botanische Name Dianthus. Die Nelke war lange ein Symbol der Arbeiterbewegung, in der DDR galt sie in der Farbe Rot als politisches Symbol.
In Westdeutschland war sie eine Modeblume in den 1950er-Jahren, man bekam 3 oder 5 Nelken als Strauß, oft mit Asparagus (Spargelgrün) gebunden. Das sieht heute sehr „sparsam“ aus, war aber ein stattliches Mitbringsel.

Im Garten vertragen diese Immerblüher Wind und Wetter und machen auch bei Trockenheit nicht gleich schlapp. Allerdings mögen sie keine Staunässe!
Bartnelken sind gänzlich unempfindliche Pflanzen, die wie Goldlack, Vergissmeinnicht und Stiefmütterchen „Zweijährige“ genannt werden. Man sät sie im Juni aus, kann ab August vereinzeln und im nächsten Jahr blühen sie den ganzen Sommer.

Holen Sie sich den Reiz dieser altmodischen Schönheit ins Heim – Nelken duften ähnlich wie Rosen, vertragen sich mit allen anderen Pflanzen und halten extrem lange in der Vase, wenn das Wasser alle 2 Tage gewechselt wird. Lassen Sie Ihre Bewohner kreativ arbeiten, bieten Sie unterschiedliche Gefäße und passende Pflanzen an, die dann zusammen ein „Hingucker“ sind und den Essraum, das Wohnzimmer oder den Empfang wochenlang verschönern.

Und so geht's:

Mit Nelken, aber auch mit anderen Blumen kann man sich kreative Gefäße suchen, so wirken die Blumen nochmal ganz neu. Jeder ist aufmerksam, wenn das Vogelhaus statt Futter nun Blumen trägt, die Eichhörnchen keine Nüsse im Haus finden, sondern Strohblumen, auch die schöne alte Sammeltasse oder die Sauciere vom alten Geschirr findet hier neue Verwendung. Viel Bewunderung fand die große Muschel.

Tipp:

Federnelken lassen sich schnell zu kandierten Früchten umwandeln, die jedes Dessert aufwerten: Die Blüte mit Eiweiß einpinseln und mit feinem Zucker bestreuen. Nun noch trocknen lassen – guten Appetit!

Geselliges Erzählen und Arbeiten

Anregungen zum Gespräch

- Eine Nelke im Knopfloch war lange für die Männer modern, erinnern Sie sich? *In den 30er- und 40er-Jahren trug der elegante Mann die Nelke im Sakko, in alten Filmen kann man das noch bewundern.*
- Gartennelken sind Stauden, sie blühen lange. Hatten Sie verschiedene Nelkenpflanzen im Garten? *In den 1960er-Jahren begannen Nelken „unmodern“ zu werden, die Gartencenter schossen aus den Böden und brachten mehr Vielfalt in die Gestaltung. Außerdem wurde der Anteil vom Nutzgarten kleiner.*
- Der Begriff „Nelke“ hat noch eine andere Bedeutung, wissen Sie, welche? *In der Küche benutzen wir auch Nelken als Gewürz, das sind Blütenknospen vom Myrtengewächs.*
- Haben Sie die Nelken auch noch anders benutzt als zum Würzen? *Diese Nelken haben auch Heilwirkungen, sie sind antibakteriell, beruhigend und schmerzstillend, ein probates Mittel gegen Zahnschmerzen und Mundgeruch.*

Übungen zur Wortfindung

Welche Nelken kennen Sie? *Bartnelken, Gartennelken, Kaisernelken, Gewürznelken*
Kennen Sie einen Poesiespruch mit Nelken? *Rosen, Tulpen, Nelken, alle Blumen welken, nur unsere Liebe nicht*

Zum Vorlesen

In der „Sprache der Blumen“ bedeutet die weiße Nelke – Liebreiz, die rote Nelke – mein Herz bricht und die gestreifte Nelke – ich kann nicht bei Dir sein. Da muss man schon in dieser Sprache kundig sein, um einen Blumenstrauß des oder der Liebsten richtig zu verstehen.
Im viktorianischen England entwickelten vornehme Damen eine formale Sprache der Blumen – unter anderem nach dem Vorbild der Schriftstellerin Lady Mary Wortley Montague (1689–1762). Sie entwarfen das Vokabular für Pflanzen und ihre Beziehungsdeutungen.

Wie die Nelken duftig atmen

Wie die Nelken duftig atmen!
Wie die Sterne, ein Gewimmel
Goldner Bienen, ängstlich schimmern
An dem veilchenblauen Himmel.

Aus dem Dunkel der Kastanien
Glänzt das Landhaus, weiß und lüstern,
und ich hör die Glastür klirren
Und die liebe Stimme flüstern.

Holdes Zittern, süßes Beben,
furchtsam zärtliches Umschlingen.
Und die jungen Rosen lauschen
und die Nachtigallen singen.

Heinrich Heine, 1797–1856

Holunderblüten

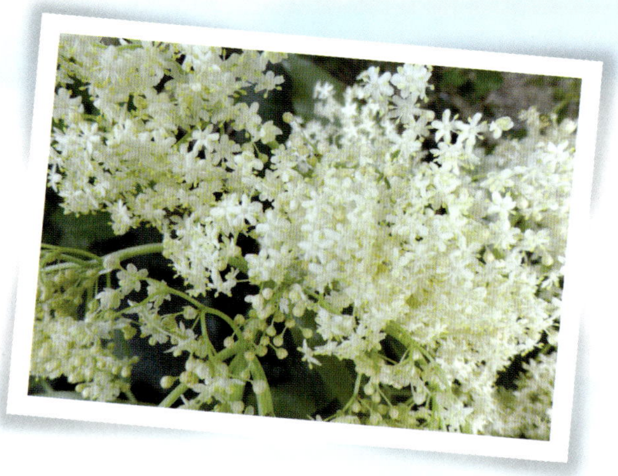

Material:

- *1 Ei,*
- *1 Tasse Milch,*
- *1 EL Öl,*
- *120 g Mehl,*
- *10 Holunderblüten,*
- *300 g Butter,*
- *je 2 EL Zucker und Zimt.*

Im Juni muss man einfach die aus der Kindheit bekannten Hollerküchlein essen – man kann sie nur eine kurze Zeit herstellen und muss dann wieder ein ganzes Jahr warten ...

Und so geht's:

- Aus den ersten 4 Zutaten einen Pfannkuchenteig rühren, er muss eine halbe Stunde ruhen.
- Nun nacheinander Butter in die Pfanne geben und etwas Teig hineingeben.
- Die Holunderdolden kräftig ausschütteln, nicht waschen.
- Die sauberen Holunderblüten in den Teig eintauchen und alles goldgelb ausbacken.
- Die Stiele der Dolde dicht über dem gebackenen Küchlein abschneiden.
- Nacheinander so den Teig verarbeiten, die fertigen Küchlein warmhalten.
- Mit Zimt und Zucker bestreuen und genießen.

Mit Holunder kann man unzählige Rezeptideen verwirklichen, einige davon eignen sich auch für die Herstellung von Marmeladen oder Tees, die man auf einem Basar verkaufen kann:
Holunderblütengelee: Blütendolden mit Apfelsaft übergießen und 1 Tag stehen lassen, mit Gelierzucker verarbeiten.
Holunderblütensirup: Blüten mit Zitrone und Zucker aufkochen, stehenlassen. Wieder aufkochen und in Flaschen füllen.
Holunderblütensekt: Blüten mit Zitronen und Wasser 5 Tage in der Sonne stehenlassen, täglich umrühren, hält sich in Flaschen ca. 3 Wochen.
Fliedertee: Die Blüten werden gebündelt und kopfüber aufgehängt, bis sie ganz trocken sind. Für eine Tasse Tee nimmt man 1 Esslöffel getrocknete Blüten, überbrüht sie und lässt sie 5 Minuten ziehen. Der Tee wird bei Husten, Asthma und Rheuma angewandt und ist als Schwitztee bekannt.
Holunderlikör: Getrocknete Beeren werden in eine Flasche gefüllt, sodass sie halbvoll ist. Mit klarem Schnaps übergossen, soll die Flasche eine Woche in der Sonne stehen, dabei mehrmals schütteln. Dann wird die Flüssigkeit abgeschüttet und je 500 g Zucker für einen Liter Schnaps zugefügt.

Geselliges Erzählen und Arbeiten

Anregungen zum Gespräch

- Hatten Sie als Kind bei Erkältungen Holundersaft trinken dürfen?
  Er regt zum Schwitzen an, wurde oft verdünnt, weil der Magen empfindlich reagierte.
- Haben Sie selber Blüten im Juni oder die Früchte im September geerntet?
  Die Blüten wurden weniger gesammelt, aber die Früchte waren im Krieg und in der Nachkriegszeit begehrt wegen der Heilwirkung bei Erkältungen.
- Wissen Sie, wo Holunder als Baum oder Busch wachsen?
  Holunder wachsen oft in Hausgärten, aber fast immer auch bei alten Bauernhöfen und in lichten Wäldern.
- Was schätzten wohl die Jungs am Holunder? *Aus dem Holz konnte man gut Flöten schnitzen.*

Früchte gesucht!

Gesucht werden schwarze oder dunkle essbare Früchte:
Schattenmorellen, schwarze Johannisbeeren, schwarzer Holunder (es gibt auch roten Holunder), Brombeeren ...

Ein Ringelreihen mit Holunder

Ringel, ringel, reihe,
Wir sind der Kinder dreie,
wir sitzen unterm Hollerbusch
und machen alle husch-husch-husch.
Ringel, ringel Rose,
Butter in der Dose,
Eier in dem Kasten,
morgen woll'n wir fasten.

Zum Vorlesen

Seit alters her ist der Holunder ein treuer Begleiter des Menschen, der sich im Dorfe an alten Mauern, in Scheunenwinkeln, in Gärten und Hainen am wohlsten fühlt. Volkssagen und Märchen ranken sich um seinen Namen. Bei unseren Vorfahren war der Holunder der „Baum der Holla", also der Frau Holle geweiht. Seine große Verehrung im Volke kann man schon daraus ersehen, dass sich sein Name im Laufe von mehr als 1000 Jahren kaum verändert hat.
Wenn Sie eine kleine Apotheke im Garten einrichten wollen, darf ein Hollerstrauch nicht fehlen. Er ist in allen Teilen – Wurzel, Rinde, Blüten und Beeren heilkräftig. Er soll der Göttin Freya als Wohnsitz gedient haben, auch heute noch umarmen viele Bauern den Busch, wenn sie den Tag beginnen.

Aus: Walter Nöldner, Aus Wald und Flur, Verlag: Cigaretten-Bilderdienst, Hamburg-Bahrenfeld 1937

Beerenobst

Material für die Rote Grütze (für 4 Personen):

- *500 g Beeren (Himbeeren, Heidelbeeren, Erdbeeren),*
- *250 g Sauerkirschen aus dem Glas,*
- *50 g Zucker,*
- *125 ml Saft (Trauben-, Beeren- oder Apfelsaft),*
- *50 g Speisestärke.*

Und so geht's:

- Den Zucker mit dem Kirschsaft aus dem Glas und dem Saft in einen Topf geben und aufkochen lassen.
- Anschließend ca. 1/3 der Früchte hinzufügen und immer wieder rühren.
- Sobald die Früchte gut zerkocht sind, die Speisestärke mit etwas Saft verquirlen und die Grütze damit andicken.
- Zum Schluss die restlichen Früchte hinzufügen und kurz ziehen lassen.
- In eine Glasschale füllen und kalt stellen.

Dazu gibt es dann Vanilleeis!

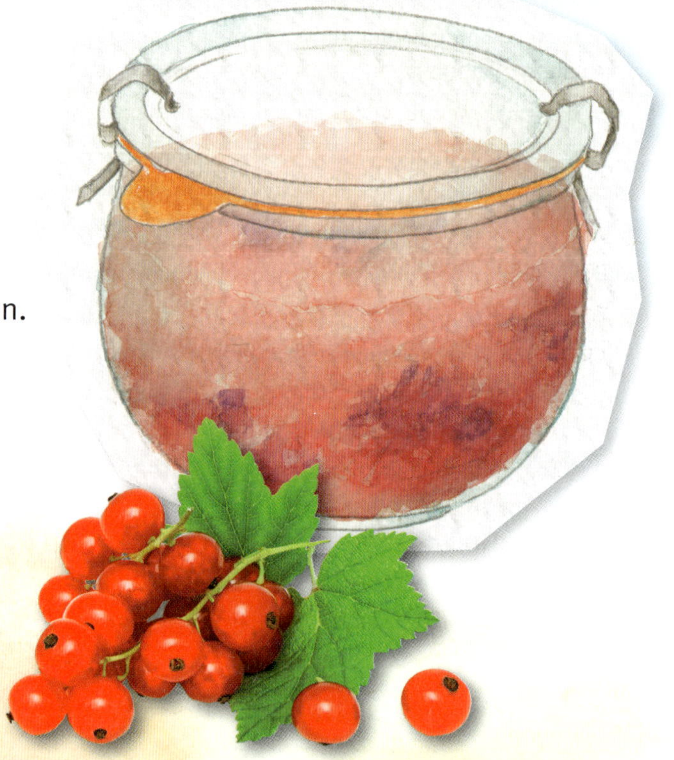

Material für Brombeerlikör:

- *450 g reife Brombeeren (vorbereitet gewogen),*
- *250 g brauner Krustenkandis,*
- *700 ml Korn (38 Vol.-%),*
- *1/2 kleine Zimtstange.*

Und so geht's:

- Die Brombeeren waschen, gut abtropfen lassen und in ein verschließbares Gefäß füllen.
- Die Zimtstange und den Kandis dazugeben und alles mit dem Korn übergießen.
- Das Gefäß verschließen und den Likör mindestens 6–8 Wochen durchziehen lassen.
- Dann durch ein Sieb filtern, in dekorative Flaschen füllen, verschließen und nochmals ca. 2 Wochen ruhen lassen.

In vielen Gärten gedeihen Sträucher mit Beerenobstsorten wie Stachelbeeren, weiße, rote und schwarze Johannisbeeren, Himbeeren, Jostabeeren und Weinbeeren – warum nicht auch im Garten des Seniorenheims?
In unserer Einrichtung haben die Bewohner seit Jahren Freude daran, beim Rundgang durch die Anlage von den reifen Früchten zu naschen. Das gemeinsame Ernten und Verarbeiten der Beeren zu Rote Grütze, Likören und Aufgesetztem vermitteln das außerordentliche Gefühl, etwas Nützliches und Produktives getan zu haben – und noch einmal später, wenn einige Produkte auf dem Basar verkauft werden.

Geselliges Erzählen und Arbeiten

Anregungen zum Gespräch

- Welche Beerenobstsorten sind Ihnen bekannt? *Traditionell zählt man zum Beerenobst unter anderem: Brombeere, Erdbeere, Holunder, Johannisbeere, Heidelbeere, Himbeere, Maulbeere, Preiselbeere, Sanddorn, Stachelbeere, Weintraube*
- Was lässt sich daraus verarbeiten? *Rote Grütze, Gelee, Saft, Holundersekt, Aufgesetzter, Bowle, Pfannkuchen …*
- Welche Beeren essen Sie am liebsten, welchen Saft mögen Sie überhaupt nicht?
- Berichten Sie von Ihren Lieblingsrezepten!

Kleines Beeren-Quiz

1. Welche dunkelblauen Früchte wachsen im Wald oder auf der Heide an einem kleinen Strauch, der bis zu 60 Zentimeter hoch wird?

a) Holunderbeere **b)** *Heidelbeere* **c)** Hundsbeere

Lösung: *Es ist die Heidelbeere, die je nach Region noch viele andere Namen hat: z.B. Blaubeere, Schwarzbeere, Waldbeere oder Moosbeere.*

2. Welche säuerlichen, leicht behaarten Beeren wachsen an buschigen Sträuchern, die bis zu eineinhalb Meter hoch werden und besonders an Feldrändern und Böschungen zu finden sind?

a) Schlehdorn **b)** Dornbeere **c)** *Stachelbeere*

Lösung: *Es sind die Stachelbeeren, deren stechende Spitzen an den Ästen der Pflanze ihren Namen gegeben haben.*

3. Gesucht wird ein Strauch, dessen weiße Blüten und schwarzen Früchte essbar sind. Roh sind die Beeren leicht giftig und müssen deshalb vor dem Verzehr immer erhitzt werden.

a) *Schwarzer Holunder* **b)** Maulbeere **c)** Weinbeere

Lösung: *Der Schwarze Holunder ist in Süddeutschland auch als „Holler“ bekannt.*

4. Die Jostabeere ist eine Kreuzung aus …

a) *Stachelbeere und schwarzer Johannisbeere* **b)** Preiselbeere und Heidelbeere

c) Holunder und Heidelbeere

Lösung: *Der Begriff leitet sich ab aus den ersten Silben der (schwarzen) Johannisbeere und Stachelbeere (Jo–Sta)*

Ratschlag

Schöne reife Beeren am Bäumchen hangen:
Nachbar, da hilft kein Zaun um den Garten;
Lustige Vögel wissen den Weg.

Eduard Mörike, 1804–1875, aus: Ballade, Rat einer Alten

Pfefferminze

Material:

- *geschnittene Pfefferminzstiele oder ganze Blätter,*
- *1 große Karaffe oder Flaschen oder Kannen,*
- *Zucker oder Süßstoff.*

Was wäre der Sommer ohne die kühlende Pfefferminzlimonade! Sie ist ganz einfach herzustellen und erfrischt an heißen Tagen.

Und so geht's:

Die Pflanzen werden vor der Blüte geschnitten, wenn nötig gewaschen und in einen großen Behälter gegeben. Man gibt entweder Leitungswasser oder Mineralwasser dazu, nach Geschmack auch Zucker. Der sollte aber vorher in etwas warmem Wasser aufgelöst werden. Die Blätter nicht kleinschneiden, dann verändert sich der Geschmack. Nach ein paar Stunden (z. B. über Nacht) haben sich die ätherischen Öle im Wasser gelöst und die Limonade kann getrunken werden.

Info

In arabischen Ländern wird gerne dem Gast Pfefferminztee gereicht, er kühlt den Magen, auch wenn er lauwarm getrunken wird. Sie sollten an den kommenden warmen und heißen Tagen das gleiche machen!
Ärzte empfehlen, an heißen Tagen keine eiskalten Getränke zu sich zu nehmen, weil der Magen ans Gehirn signalisiert, dass es kalt wird und man mehr Wärme braucht.

Um im ganzen Jahr eigenen Pfefferminztee genießen zu können, muss man die Pflanze trocknen.
Die Zweige werden vor der Blüte geschnitten, zu Sträußen gebunden und kopfüber luftig im Schatten aufgehängt.
Nach ca. 14 Tagen sind die Pflanzen trocken und die Blätter werden von den Stielen gestreift, in einer Dose halten sie sich mindestens ein Jahr.

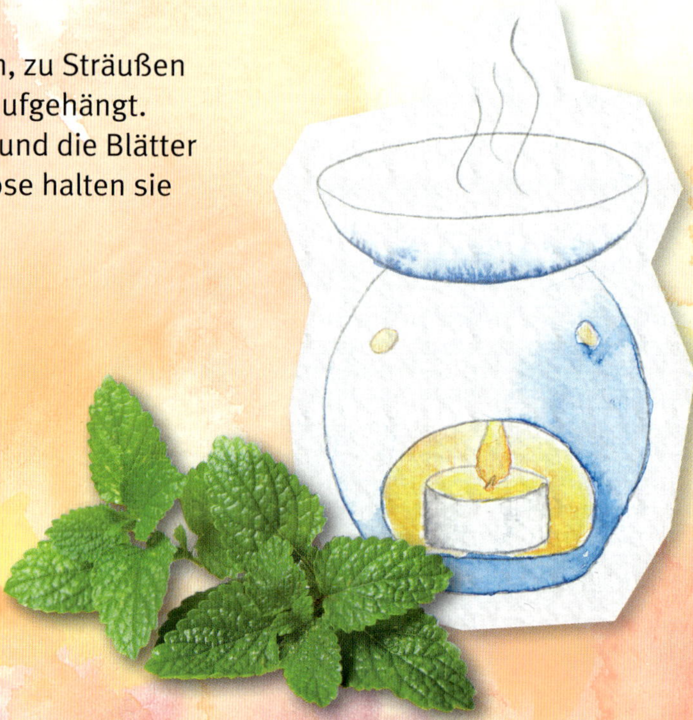

Tipp:

Das natürliche Pfefferminzöl stärkt die Konzentration, das kann man mit einer Duftlampe ausprobieren.

Geselliges Erzählen und Arbeiten

Anregungen zum Gespräch

- Wissen Sie, dass es bei der Pfefferminze verschiedene Aromen und Geschmacksrichtungen gibt? *Verschiedene Sorten suchen: Bachminze, Ackerminze, Roßminze …*
- Was gibt es alles mit Pfefferminze zu kaufen? *Rollen Drops, Pfefferminzbruch, Pfefferminztaler mit Schokolade, After Eight, Pfefferminzschnaps …*
- Wann lutschen Sie ein Pfefferminzdragee? *Bei schlechtem Atem, um sich wach zu halten …*
- Kennen Sie weitere Anwendungen, wie man sich wach und frisch hält? *Kalten Waschlappen auf die Stirn legen, die „Kneippsche Tasse Kaffee" – das bedeutet die Arme bis über die Ellenbogen in kaltes Wasser zu legen. Das Wasser nicht abtrocknen, sondern an der Luft trocknen lassen.*
- Haben Sie früher selber Kräuterlikör oder Kräuterbutter hergestellt? Wann trank man einen Kräuterschnaps besonders oft? *Nach fettem, reichlichem Essen.*

Kräuter-Quiz zur Wortfindung

Welche Wörter mit **„Kräuter"** am Anfang kennen Sie? *Kräuterbutter, Kräutersalz, Kräuterschnaps, Kräuterlikör, Kräuteressig …*

Von welchen Kräutern nutzt man nur die Blätter? *Basilikum, Bohnenkraut, Dill, Salbei, Majoran, Lorbeer, Thymian …*

Welches Kinderlied handelt von Kräutern? *Petersil und Suppenkraut wächst in unserm Garten. Unsere Grete ist die Braut, soll nicht länger warten. Roter Wein, weißer Wein, morgen soll die Hochzeit sein.*

… und wollen Sie wissen, wie Pippi Langstrumpf mit ganzem Vornamen heißt? *Pippilotta Viktualia Rollgardina Pfefferminze Efraimstochter Langstrumpf!*

Zum Vorlesen

Über die Minze

Nimmer fehle mir auch ein Vorrat gewöhnlicher Minze,
So verschieden nach Sorten und Arten, nach Farben und Kräften.
Eine nützliche Art soll die rauhe Stimme, so sagt man,
Wieder zu klarem Klang zurückzuführen vermögen,
Wenn ein Kranker, den häufige Heiserkeit quälend belästigt,
Trinkend einnimmt als Tee ihren Saft mit nüchternem Magen.

Walahfrid Strabo (808–849) war eine Zeit lang Abt des Klosters auf der Reichenau. Sein beliebtes kleines Werk, der Hortulus, beschreibt in eleganten Hexametern Form und Anbau von 23 Gartenpflanzen, vornehmlich Kräutern mit meist heilsamer Wirkung. Ein inhaltlich immer noch gültiges botanisches Lehrbuch, aber auch eine erbauliche Schrift über die Segnungen der Natur und den pfleglichen Umfang mit ihr.

Rosen

Material für Rosengelee:

- *1 Schüssel Rosenblätter (ungespritzt),*
- *1 kg Stachelbeeren,*
- *2 kg Gelierzucker,*
- *einige aufgeblühte Rosenblüten (ungespritzt) als Dekoration,*
- *Servietten mit Rosenmuster, Band.*

Bringen Sie ungespritzte Rosen mit, vielleicht sogar aus dem Garten. Arrangieren Sie gemeinsam mit den Teilnehmern einen hübschen Strauß in der Vase oder lassen Sie Blüten in Glasgefäßen schwimmen.
Wenn Sie ein sommerliches Rosenfest planen, können die Teilnehmer die Blüten zu Gestecken oder Arrangements anordnen.

Und so geht's:

- Pflücken Sie im Garten Rosenblüten. Diese werden verlesen, gewaschen und dann in einer Schüssel mit einem Liter kochendem Wasser überbrüht. Das Ganze lassen Sie 24 Std. stehen und gießen dann den Saft ab.
- Die Stachelbeeren werden mit Wasser weichgekocht; der Saft wird anschließend ebenfalls abgegossen.
- Sie haben nun je 1 Liter Stachelbeersaft und Rosenwasser; beides wird mit dem Gelierzucker nach Anleitung aufgekocht und dann bis zur Hälfte in Gläser gefüllt.
- Pflücken Sie frisch einige aufgeblühte Rosenblüten und waschen Sie diese; zupfen Sie die Blätter komplett zusammenhängend mit einer Hand ab und geben Sie diese in die halbvollen Gläser; dann füllen Sie diese mit der restlichen Geleemasse auf. Verschließen Sie die Gläser zum Schluss luftdicht.
- Verzieren Sie die Deckel mit Rosenmusterservietten, das sieht besonders hübsch aus!

Material für Rosenzucker:

- *100 g getrocknete Rosenblätter (ungespritzt),*
- *100 g Zucker.*

Und so geht's:

Zerkleinern Sie die getrockneten Rosenblätter und den Zucker mit dem Mixstab sehr fein. Füllen Sie alles in Gläser und bewahren Sie den Rosenzucker dunkel auf.
Mit dem Zucker können Sie zum Beispiel Backwaren bestäuben. Lassen Sie die Teilnehmer Ihrer Runde daran riechen!

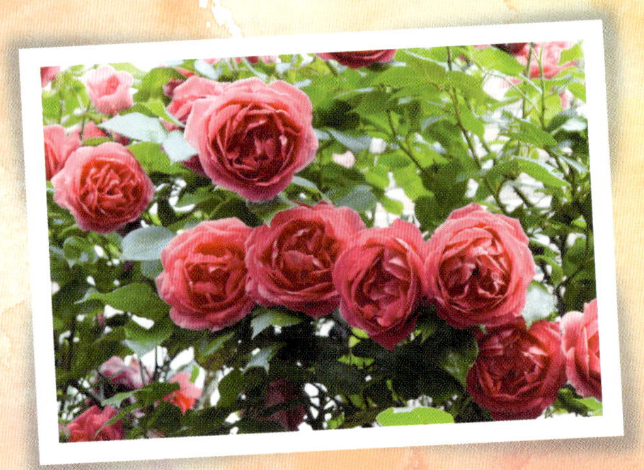

Geselliges Erzählen und Arbeiten

Anregungen zum Gespräch

- „Ärgere dich nicht, dass die Rosen Dornen haben, sondern freu' dich, dass die Dornen Rosen haben." (Redensart aus Deutschland)
  „Wer die Rose liebt, nimmt ihre Dornen in Kauf." (Redensart aus der Türkei)
  Diskutieren Sie über diese Volksweisheiten!
- Zu welchen Gelegenheiten schenkt man gerne Rosen?

Rosamunde, ach Rosamunde ...

Welche Frauennamen leiten sich von der Rose her ab? *Rosemarie, Rosalinde, Rosi, Rosalie ...*

Wissen Sie es?

Kann man Rosenblüten essen? *Jede ungespritzte Rose ist im Allgemeinen essbar, aber je duftender die Blüte ist, umso intensiver wird das Aroma der zubereiteten Speise.*

Kleines Rosenquiz

Wo schenkt man sich Rosen? *In Tirol*
Wo sah ein Knab ein Röslein stehen? *Auf der Heide*
Wer war im Märchen und im Lied ein schönes Kind? *Dornröschen*
Wer sang das Lied: „Für mich soll's rote Rosen regnen"? *Hildegard Knef*
Wie heißt die im Christentum verbreitete Gebetskette? *Rosenkranz*
Welches Weihnachtslied hat mit der Rose zu tun? *Es ist ein Ros entsprungen*
Was symbolisiert die Rose seit dem Mittelalter? *Liebe, Freude und Jugendfrische*
Wie heißt im Märchen die Schwester von Schneeweißchen? *Rosenrot*
Wann feiert ein Ehepaar Rosenhochzeit? *Nach 10 Jahren*
Drei Frauen waren in Rosenbüsche verwandelt worden, die auf dem Feld standen. Doch eine von ihnen durfte des Nachts in ihrem Hause sein. Da sprach sie frühmorgens zu ihrem Mann, als sich der Tag nahte und sie wiederum zu ihren Gespielen auf das Feld gehen und eine Rose werden musste: „Wenn du heute Vormittag kommst und mich abbrichst, werde ich erlöst und für immer bei dir bleiben!" So geschah es dann auch. Nun stellt sich die Frage, wie ihr Mann sie erkannt hat, denn die Rosen waren ganz gleich und ohne Unterschied! *Die richtige Rose war nicht von Tau benetzt.*

Zum Vorlesen

Der Rose süßer Duft

Der Rose süßer Duft genügt,
Man braucht sie nicht zu brechen –
Und wer sich mit dem Duft begnügt,
Den wird ihr Dorn nicht stechen.

Friedrich von Bodenstedt, 1819–1892

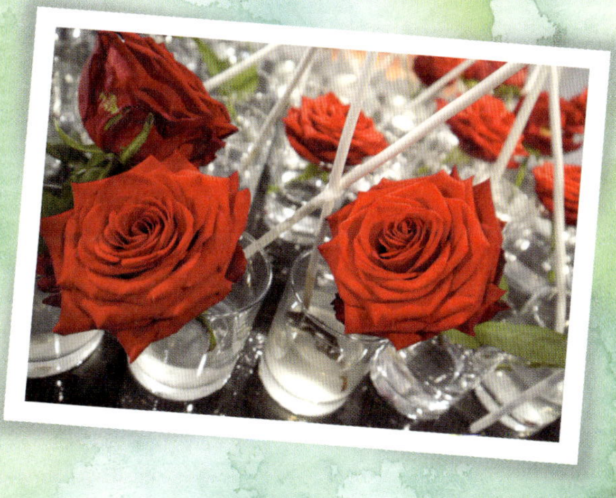

Lavendel – der Duft des Sommers

Material:

- *getrocknete Lavendelblüten,*
- *altes Herrenoberhemd oder Bluse mit langem Arm und Manschette,*
- *Schere, Nähnadel und Faden oder Nähmaschine.*

Jede Frau kennt Lavendel: im Kleiderschrank liegen Säckchen, gefüllt mit getrockneten Lavendelblüten, damit die Kleidermotten von den Wollsachen ferngehalten werden, als Badeöl für ein entspannendes Bad genutzt, als Parfüm „Uralt Lavendel" für einen schönen Abend – aber vielleicht können mit diesem Thema auch noch neue Aspekte zusammengetragen werden. Sicher hilft dabei eine mit Lavendelöl gefüllte Duftlampe.

Für sehr einfache Lavendelsäckchen eignen sich die Manschetten von Blusen oder Hemden: sie werden mit einem Anteil vom Ärmel abgeschnitten, vernäht und gefüllt. Dicht an der Manschette können sie wieder zugenäht werden oder man bindet den Stoff mit einem hübschen Band fest zu. So können sie vielleicht auch auf einem Basar oder dem Tag der offenen Tür verkauft werden – man braucht sie immer.

Getrocknete Lavendelblüten herstellen – so geht's:

- Blüten werden mit Stängel geschnitten, kopfüber aufgehängt und getrocknet.
- Dann die Blüten abrubbeln und in verschlossenen Gläsern aufbewahren, sie halten sich ein Jahr.

Tipps für die Verwendung:

- Lavendel in der Küche: Die Blätter schmecken ähnlich wie Rosmarin, sie werden gerne für Geflügel genutzt.
- Lavendel hat beruhigende Wirkung, da liegt es nahe, für die ruhelosen Bewohner ein Schlafkissen zu füllen, das sie auf ihr Kopfkissen legen.
- Lavendel vertreibt im Garten Ameisen und Blattläuse, sie mögen den Duft nicht, Lavendel wird deshalb gerne zu Rosen gepflanzt.
- Lavendelöl ist als Badezusatz schlaffördernd.
- Lavendeltee: gegen Migräne und nervöse Erschöpfung.

Lavendeltee zubereiten – so geht's:

Mit einem Teelöffel Blüten für eine Tasse aufgießen und 10 Minuten ziehen lassen, dann abseihen und lauwarm trinken.
Wenn man die „Sprache der Blumen" kennt, weiß man um die Bedeutung der einzelnen Blumen und kann mit einem Blumenstrauß viel ausdrücken. So wissen alle, dass rote Rosen „Wahre Liebe" bedeuten, eine Lilie „Sittsamkeit" oder „Reinheit". Lavendel steht in dieser „Sprache" für „Denk an mich".

Geselliges Erzählen und Arbeiten

Anregungen zum Gespräch

- Lavendel ist blau und der Farbe sagt man generell beruhigende Wirkung nach. Können Sie was über die Symbolik einiger anderer Farben sagen?
  z.B. rot – Liebe, gelb – wacher Verstand, orange – offene Heiterkeit, grün – Hoffnung, weiß – Klarheit, blau – Treue
- Kennen Sie noch das Duftwasser, das nach Lavendel riecht? *Uralt Lavendel*
- Erinnern Sie sich, dass man früher gerne ein Stück Seife und ein Taschentuch als Mitbringsel zu einer Einladung verschenkt hat? Die Lavendelseife war besonders beliebt. Haben Sie früher selber die Seifen verschenkt?
- Wenn Sie selber Lavendelseife geschenkt bekamen – wohin legten Sie diese dann?
  Oft legte man die Seife erst zwischen die Wäsche. So konnte sie ihren Duft abgeben, und die so lange getrocknete Seife hielt auch länger, wenn sie ans Waschbecken gelegt wurde.
- Ist die Blüte des Lavendels eigentlich immer blau?
  Nein, Lavendel gibt es auch in weiß und rot, aber in der Natur ist er immer blau.
- Welches Land ist berühmt für seine Lavendelfelder?
  Im Süden Frankreichs liegen große Anbaugebiete.

Gesucht werden ...

... stark riechende Pflanzen *Knoblauch, Bärlauch, Lilien, einige Rosensorten ...*
... blaue Blumen *Lavendel, Kornblume, Glockenblume, Rittersporn, Jungfer im Grünen, Enzian, Ehrenpreis ...*

Zum Vorlesen

Lavendel gilt als „Blaue Zierde“ des Kräutergartens, das wusste schon der Frankfurter Stadtarzt Lonicerus (1528–1586) in seinem „Kreuterbuch“.
Lavendelwasser ist ein köstlich Wasser zu allen kalten Gebrechen deß Leibs – inwendig oder außenwendig, für Haupt und Hirn. Ein Tuch darin genetzt und vor die Nase gehalten hilft auch für Schnupffen. Das Wasser ist gut für die Ohnmacht, da ein Mensch ohne Sprach ligt, auf ein Lot oder zwey getruncken. Und die Pulßadern damit bestrichen benimmt auch die Hertzkranckheit und erwärmt den kalten Magen.
Lavendel in Wasser gesotten – in dem Wasser ein Hemd genetzt, von sich selbst getrucknet und angethan, fängt und behält keine Läuß, solange es den Geruch von Lavendel hat.

Aus: Marie-Luise Kreuter,
Gesundheit im eigenen Garten

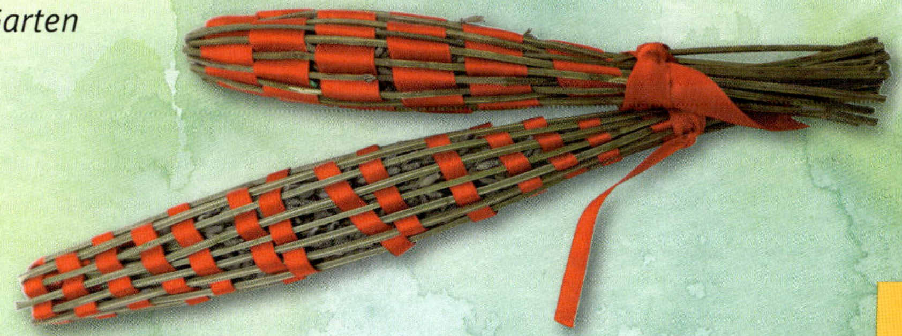

Blüten für alle Sinne

Material für die essbaren Blüten:

- *Quedlinburger Saatgut „Essbare Blüten“,*
- *Erde,*
- *Blumenkasten oder -kübel.*

Blüten verschiedener Zierpflanzen und Kräuter sind nicht nur eine hübsche Dekoration auf dem Speiseteller, sondern durchaus essbar und lecker. Wir möchten Sie einladen, Blüten von Kapuzinerkresse & Co. auf Ihren Speiseplan aufzunehmen. Probieren Sie es aus!

Und so geht's:

- Nehmen Sie ein Pflanzgefäß und füllen Sie es mit Erde. Dann streuen Sie die Samen aus und arbeiten Sie sie leicht in den Boden ein und gießen Sie alles vorsichtig an. Der Boden sollte mindestens 3–5 cm tief durchgenässt sein, da die großen Saatkörner viel Feuchtigkeit aufnehmen.
- Sobald die Saatmischung aufgegangen ist, gießen Sie regelmäßig. Düngung ist nicht erforderlich.

Ein leckerer „Blütensalat“ lässt sich problemlos mit diversen Marinaden und Dressings zubereiten.

Material für das Grundrezept „Sommerliches Duft-Potpourri“:

- *ca. 3 Tassen getrocknete Blüten und Blätter,*
- *ca. 2–4 Teelöffel Veilchenwurzelpulver (Rhizoma iridis) aus der Apotheke als Fixiermittel,*
- *2–4 Tropfen Duftöl, z.B. Lavendel- oder Rosenöl,*
- *verschließbares Gefäß (z. B. ein großes Einmachglas).*

Und so geht's:

- Für ein sommerliches Duft-Potpourri eignen sich u. a. Rosenblätter, Lavendel, Mimosen, Jasmin, Veilchen – diese Blüten behalten besonders lange ihren Duft. Nehmen Sie das, was Sie im Garten oder in der Natur finden.
- Trocknen Sie die ausgewählten Knospen, Blüten oder Blütenblätter etwa eine Woche lang an einem kühlen dunklen Platz, z. B. auf Fliegengittern im Keller. Das Material muss vollkommen trocken sein, so dass es in der Hand knistert.
- Dann geben Sie alles in ein großes verschließbares Gefäß.
- Geben Sie das Veilchenwurzelpulver hinzu, das die Duftstoffe bindet und dann später nach und nach wieder abgibt. Sie können noch einige Tropfen Duftöl hinzugeben – kreieren Sie Ihre eigene Duftkomposition!
- Rühren Sie alles vorsichtig um.
- Verschließen Sie das Gefäß luftdicht, stellen Sie es kühl und dunkel und schütteln Sie die Mischung regelmäßig, damit sich das Aroma richtig entfalten kann.

Nach vier bis sechs Wochen ist das Duft-Potpourri fertig. In kleinen Schalen kann es im ganzen Haus aufgestellt werden.

Geselliges Erzählen und Arbeiten

Anregungen zum Gespräch

- Gerüche wirken sofort auf das Gehirn und bringen Erinnerungen – kennen Sie das? *Geruch einer Turnhalle erinnert an die Schulzeit, ebenso Klassenräume, Petroleum an Zelturlaube, Zitronenduft an Italienfahrten ...*
- Nutzen Sie Düfte, um Befindlichkeiten zu verbessern?
- Welche Pflanzendüfte kennen Sie? *Rosmarin – anregend, Lavendel – schlaffördernd, Zitronenmelisse – konzentrationsfördernd, Pfefferminze – gegen Kopfschmerzen ...*
- Gibt es Dinge, die für Sie nicht angenehm riechen? *Mottenkugeln, verbranntes Essen, Schweiß ...*
- Kennen Sie auch Blumen, die nicht gut riechen? *Stinkender Storchenschnabel, stinkender Gänsefuß, Aronstab, Knoblauch (für manche Menschen) ...*
- Was glauben Sie: Warum stinken manche Blumen? *Um Fraßfeinde abzuwehren.*

„Schlecht riechende" Redewendungen gesucht

Das ist erstunken und erlogen.
Jemanden nicht riechen können.
Der ist verduftet.
Das stinkt zum Himmel.

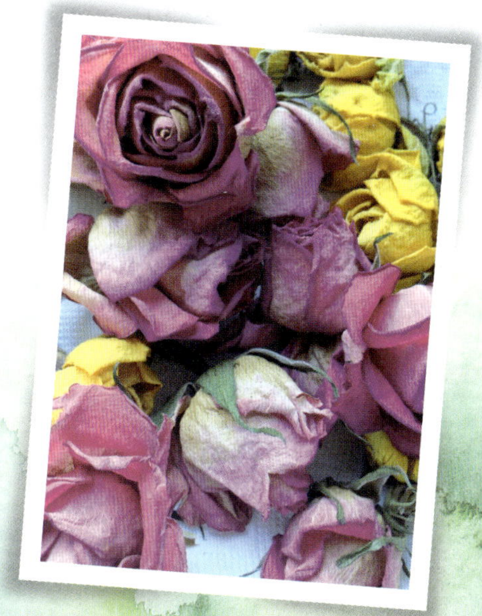

Seltsame Blüten...

Hier fehlt doch etwas? Setzen Sie jeweils zwei Buchstaben ein, und Sie erhalten viele bekannte essbare Pflanzen:

Benie *Begonie*
Marrite *Margerite*
Dahe *Dahlie*
Waleister *Waldmeister*
Levje *Levkoje*
Orego *Oregano*
Landel *Lavendel*
Kalle *Kamille*
Pfintrose *Pfingstrose*
Prel *Primel*
Lenzahn *Löwenzahn*
Veilen *Veilchen*

Zum Vorlesen

Blüten am Wegesrand

Blüten am Wegesrand,
Einfach und schlicht,
Die eine Kinderhand
Freudig sich bricht!
Von hoher, stolzer Pracht
Strahlet ihr nicht –
Doch gab euch Gottes Macht
Leben und Licht!

Wild, ohne jede Pfleg',
Zertreten oft
Wuchset ihr auf am Weg
Und blüht und hofft,
Dass noch ein Menschenkind
Euch einst erblickt
Und euch zum Strauße lind
Vom Wege pflückt!

Karl Friedrich Mezger, 1880–1911

Gesundheit aus der Natur

Material:

- *diverse Heilpflanzen,*
- *Schere,*
- *Bindedraht,*
- *Glasgefäße mit Deckeln.*

„Die Natur ist die Apotheke Gottes" – dieser Spruch zieht sich durch die Jahrhunderte, in den Klostergärten des Mittelalters wurde das Wissen um die Heilkraft der Pflanzen bewahrt und beschrieben, weise Frauen und später die Ärzte heilten mit Kräuterauszügen, Tees, Einreibungen und Badezusatz kranke Menschen.

„Für jede Krankheit ist ein Kräutlein gewachsen" – das mag in dieser Zuspitzung heute nicht mehr richtig sein, aber bei kleinen Erkrankungen sind die Pflanzen immer noch Segensbringer.
Verleiten Sie Ihre Bewohner, beim Spaziergang im Garten oder in der Natur nach Pflanzen zu sehen, die eine heilende Wirkung haben, vielleicht wird altes Wissen wieder geweckt, wenn man Johanniskraut, Kamille, Zinnkraut oder Frauenmantel in den Händen hält!
Wenn Sie ganz sicher sind, nur echte Heilpflanzen zu finden und die nicht verunreinigt sind, können Sie an die Vorbereitung von Tees gehen.

Und so geht's:

Die großen Pflanzen nicht waschen, sondern bündeln und kopfüber aufhängen. Blätter oder Blüten locker auf Tüchern oder unbedrucktem Papier im Schatten trocknen. Wenn sie ganz trocken sind, werden sie in Gläser gegeben, die lichtundurchlässig sind, keine Plastikdosen verwenden.

Rezepte für Tees

Aufbrühen

Frische Kräuter werden zerschnitten, getrocknete zerkrümelt und in vorgeschriebener Menge in ein Glas- oder Keramikgefäß gegeben. Das Wasser wird kochend über die Kräuter gegeben, frische Kräuter nur 1–2 Minuten ziehen lassen, getrocknete etwa doppelt so lang. Man kann alles durch ein Sieb geben und den Tee ggf. mit Honig süßen.

Kaltauszug

Manche Kräuter kann man nicht heiß aufbrühen, weil ihre Heilwirkung dann verloren geht.
Man lässt die Pflanzen dann bis zu 12 Stunden in kaltem Wasser stehen und seiht sie dann ab.

Tipp:

Erstellen Sie im Garten oder auf der Terrasse ein Minibeet mit Heilkräutern! Oder Sie nutzen ein Holzgestell, wo gängige Balkonkästen oder einzelne Töpfe Platz finden. Hier kann man immer eine kleine Gruppe Bewohner versammeln, um über alte Rezepte für Tinkturen, Badezusätze oder Umschläge zu sprechen! Und vielleicht findet sich ein Bewohner, der die Patenschaft übernimmt und gießt.

Geselliges Erzählen und Arbeiten

Anregungen zum Gespräch

- Welche Hausmittel kannte Ihre Mutter, um kleine Erkrankungen zu kurieren?
  Zwiebelsaft bei Erkältungen, Wadenwickel bei Fieber …
- Welche Heilpflanzen haben Sie genutzt?
- Haben Sie im Garten selber Heilpflanzen angebaut?
- Kennen Sie „Schwedenkräuter"? *Eine Mischung aus unterschiedlichen Kräutern, die mit 40%igem Branntwein aufgesetzt werden.*

Zuordnen: Naturheilpflanzen und ihre Wirkungen

Wir ordnen die Naturheilpflanzen den Wirkungen zu (die Gruppe findet sicher noch viel mehr Wirkungen):

Arnika *wundheilend*
Kamille *entzündungshemmend*
Brennnessel *harntreibend*
Schafgarbe *krampfstillend*
Löwenzahn *stoffwechselanregend*
Brennnessel *wassertreibend*
Baldrian *beruhigend, krampflösend*
Lavendel *beruhigend*
Ringelblume *entzündungshemmend*
Beinwell *wundheilend*
Fenchel *krampflösend, magenanregend*
Rainfarn *verdauungsfördernd*

Zum Vorlesen

Pfarrer Kneipp, der mit seiner Wasserkur und Naturmedizin bis heute eine große Anhängerschar hat, wurde oft gescholten, dass er sich anmaßt zu heilen. In seinem Buch „So sollt Ihr leben" schrieb er dazu:

„Sollte mir aber gesagt werden, es sei doch nicht mein Beruf, die Leute zu kurieren, so sage ich darauf: Der Samariter war auch kein studierter Dokter und kurieret doch den, der unter die Räuber gefallen und von diesen halbtot geschlagen worden war, und es genierte ihn gar nicht, dass seine Landsleute ihn vielleicht tadeln würden wegen seiner barmherzigen Liebe."

Lied: ich bin der Doktor Eisenbart

Ich bin der Doktor Eisenbart,
wide-wide-witt bum bum.
Kurier die Leut' auf meine Art, wide …
Kann machen, dass die Blinden geh'n,
wide-wide-witt juch-hei-ras sa
Und dass die Lahmen wieder seh'n.
wide-wide-witt bum bum.

Des Küsters Sohn zu Didelbum, wide …
Dem gab ich zehn Pfund Opium, wide …
Drauf schlief er Jahre Tag und Nacht, wide …
Und ist bis heut noch nicht erwacht, wide …

Zu Wien kuriert ich einen Mann, wide …
Der hatte einen hohlen Zahn, wide …
Ich schoss ihn raus mit der Pistol, wide …
O je, wie ist dem Mann so wohl. Wide …

Das ist die Art, wie ich kurier, wide …
Sie ist probat, da bürg ich für, wide …
Dass jedes Mittel Wirkung tut wide …
Schwör ich bei meinem Doktorhut, Wide …

Studenten dichteten diese und viele andere Strophen als Scherzlied für den sehr bekannten Arzt Dr. Johann Andreas Eisenbart (1661–1727)

Sommerfest mit Sonnenblumen

Material:

- *Glasgefäße (z. B. runde Glasschalen, kleine Salatschüsseln, niedrige Weck-Gläser o.Ä., Durchmesser etwas größer als die Blütenteller),*
- *Deko-Glassteine oder kleine Kieselsteine,*
- *Sonnenblumen,*
- *Wasserkocher, Gefäß,*
- *Wasser,*
- *Küchenmesser,*
- *gelbe Servietten und Efeu,*
- *Marmeladengläser, Kordel.*

Wie wäre es mit einem Sommerfest unter dem Titel „Sonnenblumen-Fest“? In vielen Städten und Gemeinden hat dieses Motto schon Tradition, denn die Sonnenblume mit ihren goldgelben Blättern symbolisiert die gute Laune, Fröhlichkeit und Wärme des Sommers.
Diese Tischdekoration für die Kaffeetafel drinnen und draußen ist schnell gemacht, wenn viele fleißige Hände mithelfen.

Und so geht's:

- Geben Sie in die Glasgefäße einige Deko-Glassteinchen, dann füllen Sie etwas Wasser hinein.
- Schneiden Sie die Stängel mit einem scharfen Messer auf passende Länge, und zwar mit einem schrägen, ziehenden Schnitt.
- Belassen Sie nur dann Blätter, wenn sie zur Gestaltung notwendig sind.
- Füllen Sie kochendes Wasser in ein Gefäß und halten Sie die Enden der Stängel für etwa 20 Sekunden hinein. Dadurch wird in die Stängel eingedrungene Luft entfernt und die Wasseraufnahme verbessert.
- Setzen Sie die einzelnen Blüten in die Glasschalen.
- Stellen Sie die Glasschalen auf gelbe Servietten und legen Sie zusätzlich noch einige frische Efeuranken auf die Tische.
- Sie können einige Marmeladengläser an den Schraubrillen mit einer Kordel umwickeln und an beiden Seiten ein Stück Kordel als Henkel anknoten. Mit je einer Sonnenblume darin kann man diese Gefäße z. B. am Zaun oder an Ästen als weiteren Blickfang aufhängen.

Und was kann man an einem solchen Tag noch anbieten?

- Einen Wettbewerb: Wer bringt die längste Sonnenblume mit?
- Eine Schätzfrage: Wie viele Sonnenblumenkerne sind in diesem Glas?
- Sonnenblumen-Quiz

Geselliges Erzählen und Arbeiten

Anregungen zum Gespräch

- Ein Tropfen Spülmittel im Blumenwasser soll angeblich das Wasser frisch halten und ein Ersatz für Blumenfrischhaltepulver sein. Was halten Sie davon? Kennen Sie noch andere Hausmittel dafür?
- Wofür kann man Sonnenblumenkerne verwenden? *Beispiele: Öl, Margarine, Vogelfutter, geröstet als Ersatz für Kaffeebohnen, als Imbiss ...*

Basteltipp

Eine weitere schöne Dekoration für ein solches Sommerfest ist die Blüte aus Papier, die sich im Wasser öffnet.

- Kopieren Sie die Vorlage (S. 115) für Ihre Gruppe auf normales gelbes Papier.
- Die Blüten werden an den Konturen ausgeschnitten. Der Einschnitt geht jeweils bis zum Innenkreis, so dass die einzelnen Blütenblätter nach innen eingeknickt werden können.
- In die Mitte können Sie noch ein lachendes Gesicht oder einen kurzen Text schreiben.
- Falten Sie die Blütenblätter nach innen und legen Sie die Papierblüte auf die Oberfläche einer mit Wasser gefüllten flachen Schale. Nun können Sie beobachten, wie die zuvor gefalteten Blätter in ihre Ursprungslage zurückgehen und die Blüte sich öffnet.

Nach dem Trocknen kann die Blüte mehrmals wiederverwendet werden.

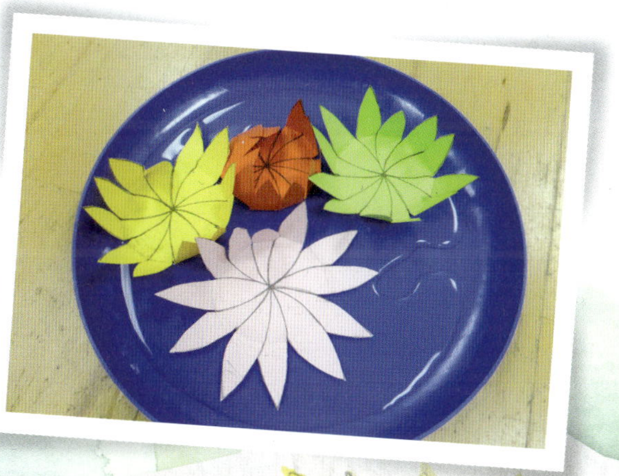

Zum Vorlesen

Die Sonnenblume

Die Sonnenblume möchte dich begrüßen
dieweil sie sich so gern zur Sonne wendet.
Nur steht zurzeit sie noch zurückgewiesen;
doch du erscheinst und sie ist gleich vollendet.

Johann Wolfgang von Goethe, 1749–1832

Sonnenblume

Sonnenblume, Sonnenblume, steht an unserm Gartenzaun.
Außen hat sie gelbe Blätter, innen ist sie braun.

Kommt ein Vöglein angeflogen, Hunger hat's gar sehr:
„Bitte liebe Sonnenblume, gib mir ein paar Körnchen her."

Und das Vöglein pickt und pickt, Körnlein ohne Zahl.
„Danke liebe Sonnenblume, bis zum nächsten Mal!"

Kindervers, mündlich überliefert

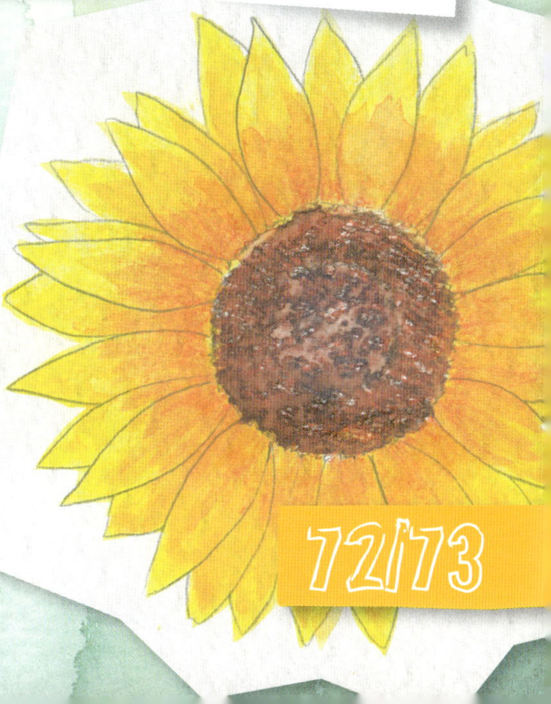

Hopfen

Material:
- *eine Schüssel mit Hopfensprossen,*
- *Kochtopf,*
- *Salzwasser,*
- *Butter.*

Wilden Hopfen findet man an Hecken im Ufergebüsch, an lichten Waldrändern, überall da, wo sich diese Rankpflanze in die Höhe winden kann. Sie wächst sehr schnell, bis zu 4 Meter kann sie hochranken, in den Hopfengebieten erreicht der Edelhopfen an den Gestellen bis zu 8 Meter in 10 Wochen! Die Ernte ist ab August möglich.

Und so geht's:
Hopfensprossen sind eine Delikatesse, die viele noch nie gegessen haben!
Wilde Hopfenraken werden „abgeerntet" und die Sprossen ganz kurz in mildem Salzwasser gekocht (2–3 Minuten), danach in Butter geschwenkt und serviert! Passt zu allen Gerichten, zu denen auch Spargel passt!

Hopfen und das Bier:
Die Geschichte des Bieres ist untrennbar verbunden mit dem Hopfen – diese alte Kulturpflanze wächst seit tausenden von Jahren in Europa und wurde auch oft in Klostergärten angebaut, schon den Römern, Ägyptern oder Kelten und Germanen war das Bier bekannt.
Der Hopfen hat genau das, was für das Bier wichtig ist: Bitter-, Gerb- und Aromastoffe. Seit dem Mittelalter wird Bier aus den Grundsubstanzen Gerste, Malz und Hopfen gewonnen, früher war das Bier ein gesünderes Getränk als Wasser, da sauberes Wasser nicht überall sicher war.
Die Hausfrauen brauten das Bier auch für den Eigengebrauch selber, und wenn dabei etwas schief ging, waren die Zutaten dahin. Dann war „Hopfen und Malz verloren."

Infos:
Auch in der Heilkunde wird Hopfen eingesetzt, Hopfen war 2007 Arzneipflanze des Jahres! Hopfen sind:
- nerven- und magenberuhigend,
- schlaffördernd,
- entspannend.

Außerdem regulieren Hopfensprossen die Luftfeuchtigkeit und die ätherischen Öle halten die Insekten fern.

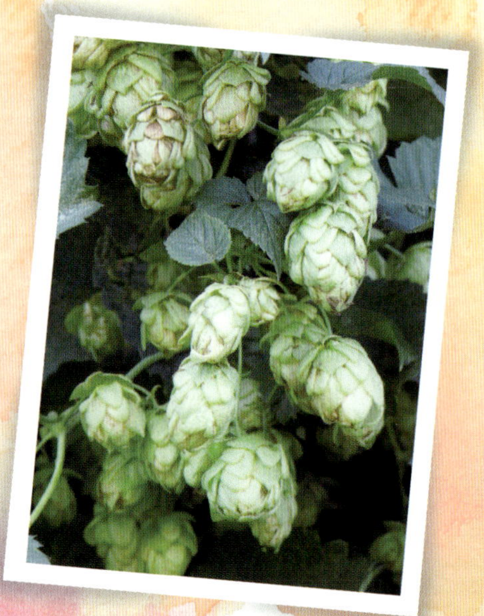

Geselliges Erzählen und Arbeiten

Anregungen zum Gespräch

- Haben Sie Hopfen als Heilkraut gesammelt?
- Welches Bier haben Sie als junger Mensch gerne getrunken?
- Wissen Sie noch, wie teuer eine Flasche Bier zu Ihrer Jugendzeit war?

ABC der Biersorten

Welche Biersorten kennen Sie, was sind die Unterschiede?

Ale *englisches Bier, oft mit Geschmacksnote „bitter“*
Alt *Bier des Niederrheins (bes. Düsseldorf), dunkel, leicht säuerlich*
Bock *Saisonbier, rötliches Starkbier.*
Berliner Weiße *ist bitter, wird mit Himbeer- oder Waldmeistersirup angeboten*
Export *lange haltbar durch untergärige Brauweise, Bier des Ruhrgebietes*
Helles *bayrisches „Grundnahrungsmittel“, malzig-süß*
Malzbier *fast ohne Alkohol, eigentlich gar kein Bier*
Pilsener *helles Bier mit hohem Hopfenanteil*
Schwarzbier *schwarze Farbe durch dunkles Braumalz*
Starkbier *hoher Alkoholgehalt von 6,5% und mehr*
Weizen *mildes Bier, auch „Weißbier“ genannt, naturtrüb*

Redewendungen zu Hopfen und Bier

Bei Jemandem ist Hopfen ... *und Malz verloren*
Hopfen und Malz ... *Gott erhalt's*
Bier auf Wein, das lass ... *sein, Wein auf Bier, das rat ich Dir*

Zum Vorlesen

Und was sagte denn der Hopfen aus der Erde kriechend?
„Wirst Du mir nicht Stangen stecken, kriech ich auf der Erde!“
Und was sagte denn der Hopfen rankend an der Stange?
„Wenn du mich nicht pflückst und sammelst, werde ich verstäuben.“
Und was sagte denn der Hopfen auf dem Speicher liegend?
„Wenn du mich nicht gründlich umrührst, werde ich verschimmeln.“
Und was sagte denn der Hopfen kochend in dem Kessel?
„Wenn du mich nicht gut bedeckest, werde ich verdampfen.“
Und was sagte denn der Hopfen, als er war im Fäßchen?
„Wenn du mich nicht wirst verspunden, werd ich dir nicht schmecken.“
Und was sagte denn der Hopfen, als er war im Gläschen?
„Wenn du mich nicht wirst bewält'gen, werde ich dich wälzen.“

aus einem litauischen Volkslied

Kapuzinerkresse und Ringelblumen

Material für Ringelblumensalbe:

- *1 Kilo gelbe Vaseline,*
- *2 handvoll Ringelblumen,*
- *hoher Topf.*

Das Blumenbeet oder der Blumenkasten sollte nicht ohne sie auskommen: Kapuzinerkresse und Ringelblume wachsen ohne viel Zutun reichlich bis in den Herbst hinein und man kann mit beiden Pflanzen eine Menge machen: Die Bewohner werden Freude daran haben!
Kaufen Sie Samentütchen, hier müssen keine Pflanztöpfe vom Gärtner gekauft werden – einfach im März oder April säen und ab Juli – August Teile der Pflanzen nutzen.

Und so geht's:

- Die Ringelblumen mittags pflücken, die Blüten müssen trocken sein.
- Die Vaseline heiß machen, Ringelblumen in die fast kochende Salbe geben, 1/2 bis 3/4 Stunde darin ziehen lassen.
- Den Herd ausschalten und am nächsten Tag den Topf wieder heiß werden lassen.
- Alles durch ein Sieb geben und in Marmeladengläsern abfüllen.

Ein anderes Rezept empfiehlt, die Blüten in reinem Schweinefett aufzukochen und durch ein sauberes Leinentuch zu filtern.
Diese Salbe ist sehr vielseitig zu nutzen, die Ringelblume (lat. Name Calendula officinalis) wird auch oft in kosmetischen Cremes verwandt: Calendula-Salbe.
Sicher ein schönes Präsent oder zum Verkaufen auf dem Basar.

Rezepte mit der Kapuzinerkresse

Spinat: Die Blätter werden mit Öl und einer Zwiebel angebraten, ca. 10 Minuten gekocht, mit Salz, Pfeffer und etwas Muskat abgeschmeckt.
Kapern: Die Samen 1–2 Tage in Salzessig einlegen, dann kochen, mit Olivenöl und ggf. 1 Knoblauchzehe 14 Tage lang reifen lassen, dann sind sie reif.
Würzsalz: Blüten und Blätter kleinschneiden und trocknen, Salz nach Geschmack sofort dazugeben. Mit dem Fleischklopfer alles gut zerkleinern, in Gläser füllen.

Kapuzinerkresse als Arznei

Blätter und Blüten wirken antibakteriell, haben eine leicht abführende Wirkung, durch den hohen Vitamin-C-Anteil wird die Abwehr gestärkt.

Ringelblume als Arznei

Blüten heilen Wunden, Geschwüre und Brandverletzungen, besonders Sonnenbrand.
Heilsam bei Leber- und Gallenleiden und Magengeschwüren.

Geselliges Erzählen und Arbeiten

Anregungen zum Gespräch

- War es in Ihrer Kindheit auch üblich, Blüten oder Fruchtstände von Zierpflanzen zu essen?
  Vermutlich nur auf dem Land, denn die Städter hatten wenig Gelegenheit, Pflanzen zu suchen. In den Schrebergärten wurden auch Zierpflanzen angebaut, aber weniger zum Genießen.
- Kapuzinerkresse war immer schon eine bekannte Gartenpflanze. Wie wurde sie vermehrt?
  Die Gärtner und Gärtnerinnen suchten hier – wie auch bei anderen Blumen – im Herbst die Samen ab, gaben sie auf ein Papier und schlugen es ein.

Namen sind „Programm“

Kennen Sie noch andere Pflanzen, deren Namen „merk“- würdig sind?
Beispiele:
Pfaffenhütchen *die Frucht ähnelt der Kopfbedeckung früherer katholischer Pfarrer*
Frauenschuh *diese Orchidee sieht entfernt aus wie ein Schuh*
Glockenblumen *alle haben die Blütenform wie eine Glocke*
Gauklerblume *sieht bunt aus wie ein früherer Spaßmacher*
Himmelsleiter *wächst senkrecht steil aufragend*
Immergrün *die Pflanze ist wintergrün*
Hungerblümchen *eine Pflanze für nährstoffarme Böden*
Johanniskraut *blüht sicher am 24. Juni*
Lungenkraut *früher gegen Tuberkulose*

Kennen Sie Pflanzen, denen man anhört, was sie heilen können? Beispiele:
Beinwell *Teile der Pflanze bei offenen Beinen anwenden*
Mutterkraut *für Frauen nach der Geburt*
Augentrost *für Schleimhäute, besonders der Augen*
Blutwurz *stark zusammenziehend*
Brechwurzel *auswurffördernd*
Frauenmantel *bei Frauenleiden*
Lungenkraut *auswurffördernd*
Wurmfarn *Bandwürmer abtreibend*

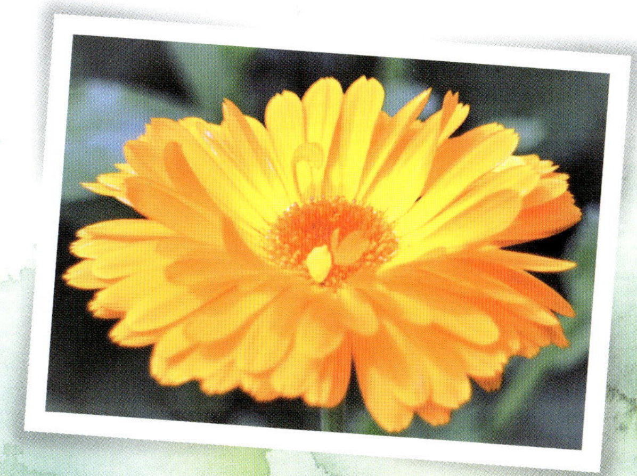

Gesucht werden Pflanzen, die mit Hilfe oder auch ohne klettern können
Beispiele: Geißblatt (Lonicera), Clematis (Waldrebe), Kletterrose, Blauregen, Wein, Efeu ...

Sommerblumenstrauß

Material:

- *diverse Blumen mit ähnlich langen Stängeln,*
- *eine passende Vase,*
- *Wasser.*

Wenn Sie im Frühjahr Wildblumen ausgesät haben, haben Sie bis in den Oktober hinein ständig einige Blumen, deren Blüten offen sind.
Aber auch auf Spaziergängen finden sich immer wieder Wildblumen, die mit Gräsern gepaart, in Vasen wunderhübsche Tischdekorationen abgeben.

Und so geht's – Ratschläge zur richtigen Behandlung von Schnittblumen:

- Entfernen Sie die verblühten Blüten, damit die Kraft nicht in die Fruchtentwicklung gesteckt wird.
- Morgens ist der Duft am stärksten, schneiden Sie also möglichst früh.
- Verwenden Sie Immer ein sehr scharfes Messer.
- Schneiden Sie die Stängel schräg an, so können sie besser Wasser aufnehmen.
- Zerstoßen Sie holzige Stiele mit einem Hammer.
- Angegriffene Blumen erholen sich, wenn sie 2 Stunden in ein sehr hohes Gefäß mit kaltem Wasser gestellt werden, bevor sie in die Vase kommen.
- Entfernen Sie ins Wasser reichende Blätter.
- Stellen Sie Schnittblumen nicht ständig um, das mögen sie nicht.

Tipp:

Lassen Sie einige Blüten (z. B. Mohn, Ringelblumen oder Tagetes) zur weiteren Samenentwicklung stehen. Nach der Reife können Sie die Samen in beschriftete Papiertüten geben oder in Papier einschlagen. So können Sie sich Ihre Blumenmischungen fürs nächste Jahr selber zusammenstellen.

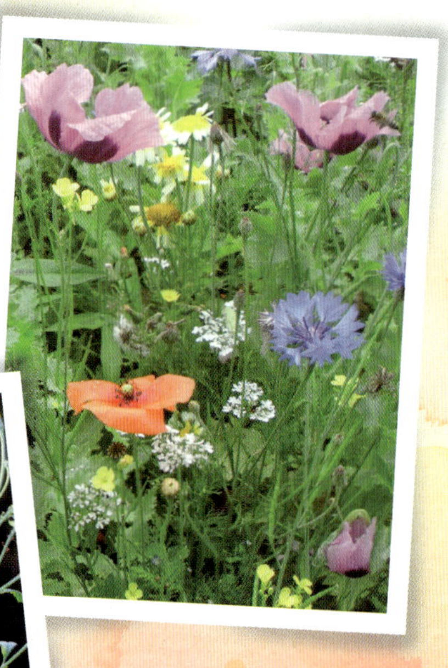

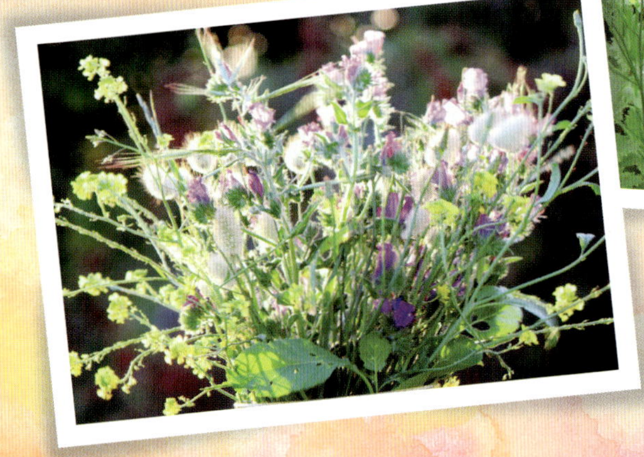

Geselliges Erzählen und Arbeiten

Anregungen zum Gespräch

- Wie würde ein Blumenstrauß aussehen, wie er Ihnen am besten gefallen würde? Beschreiben Sie die verwendeten Blumen möglichst genau.
- Ob Aspirin, Zucker, Kupfer oder Wasser. Jeder schwört auf ein anderes Hausmittel, um lange Freude an einem Blumenstrauß zu haben. Haben Sie weitere Tipps, wie das Blumenwasser haltbar gemacht werden kann?
- Welche Blumen hatten Sie früher im Garten? *Gerne wurde Phlox gepflanzt, Dahlien, Margeriten ... Aber auch die Blüten vom Bärlauch oder Schnittlauch wurden gerne genutzt.*
- Welche Blumen eigneten sich nicht für die Vase? *Löwenzahn ...*
- Erinnern Sie sich, welche Blumen Sie Ihrer Mutter zum Muttertag geschenkt haben? Oder was Ihre Kinder Ihnen als selbstgepflückte Blumen überreichten? *Anfang Mai sind noch nicht alle Sommerblumen da, in der Natur findet man aber Ginster und ...*
- Was kennen Sie noch von der Bedeutung der Blumen, z.B. rote Rosen stehen für die Liebe? *Blaue Blumen für Treue.*
- Viele Blumen wurden auch als „Unkraut“ bezeichnet, weil sie lästig waren. Welche? *Hahnenfuß, Storchenschnabel, Gänseblümchen, Rote Lichtnelke ...*

Kleines Blumenlieder-Quiz

Welche Blumen lässt uns der liebe Mai am Bache blühn? *Die Veilchen*
Im Wald – und wo noch such ich meine Freude? *Auf der Heide*
Wer schläft schon längst im Mondenschein? *Die Blümelein*
Welche Blume blüht – laut Heino – dreimal blau? *Der Enzian*
Wen soll der Mai wieder grün machen? *Die Bäume, in: Komm lieber Mai ...*
Wo saß Mariechen weinend, während ihr Kind schlummernd im Gras liegt? *Im Garten*
Wo saß der Kuckuck? *Auf einem Baume*
Was wächst dem Lied „Ade zur Guten Nacht“ zufolge im Sommer? *Der Klee*
Wo stand das Bett von Jürgen Drews? *Ein Bett im Kornfeld*
Die früh verstorbene Sängerin Alexandra sang ein Lied über ihren Freund, den ...? *Baum, in: Mein Freund, der Baum*

Zum Vorlesen

Hinter jenen Tannen

Sonnenschein auf grünem Rasen,
Krokus drinnen blau und blass;
Und zwei Mädchenhände tauchen
Blumen pflückend in das Gras.

Und ein Junge kniet daneben,
Gar ein übermütig Blut,
Und sie schaun sich an und lachen –
O wie kenn ich sie so gut!

Hinter jenen Tannen war es,
Jene Wiese schließt es ein –
Schöne Zeit der Blumensträuße,
Stiller Sommersonnenschein!

Theodor Storm, 1817–1888

Wir topfen um

Material:

- *Zimmerpflanzen, die umgetopft werden sollen,*
- *gute Blumenerde,*
- *ausreichend große Blumentöpfe,*
- *passende Übertöpfe,*
- *dünnes Messer, Wasser, Sprühflasche.*

Der Herbst gilt nicht nur im Garten, sondern auch für Zimmerpflanzen als idealer Zeitpunkt zum Umpflanzen bzw. -topfen. Und damit unsere Topfpflanzen auch im nächsten Jahr wieder sicher zur Blüte kommen, möchten wir sie fit für den Winter machen.

Und so geht's:

- Waschen Sie die neuen Töpfe gut aus, damit keine Kalkrückstände vorhanden sind.
- Wässern Sie Tontöpfe vor Gebrauch und reiben Sie sie mit einem Tuch trocken.
- Entnehmen Sie die Pflanze aus ihrem alten Topf, indem Sie sie mit einer Hand am Stamm oder Stängel halten und sie dann kopfüber drehen.
- Mit der anderen Hand lösen Sie vorsichtig die Erde von der Topfwand (evtl. mit einem Holzlöffel auf den Rand klopfen oder mit einem Messer die Erde vom Topfrand trennen). Sollte sich der Topf so nicht entfernen lassen, müssen Sie zur Not den Plastiktopf zerschneiden oder den Tontopf behutsam zerschlagen. **Wichtig:** Beschädigen Sie dabei nicht das Wurzelwerk!
- Ist der alte Topf entfernt, streifen Sie die obere Erdschicht ab, beseitigen Sie Moos, lockern Sie den Wurzelballen auf und zupfen Sie verfaulte oder abgestorbene Wurzelenden vorsichtig ab.
- Wenn die Wurzeln im alten Topf noch ausreichend Platz haben, können Sie diesen noch einmal verwenden und tauschen nur die Erde aus. Der neue Topf sollte nicht zu groß sein (wegen der Gefahr von Staunässe).
- Füllen Sie Blumenerde in den neuen Topf und setzen Sie die Pflanze mittig so ein, dass zwischen dem oberen Wurzelballen und dem Topfrand noch etwas Platz ist. Dann wird noch etwas Erde aufgefüllt und diese von oben ganz vorsichtig noch etwas angedrückt.
- Zum Schluss gießen Sie die Pflanze an, damit die Wurzeln direkt anfangen können, in das frische Substrat zu wurzeln.

Der September bietet noch viele warme und lange Sonnentage, an denen die Pflanzen wachsen können.

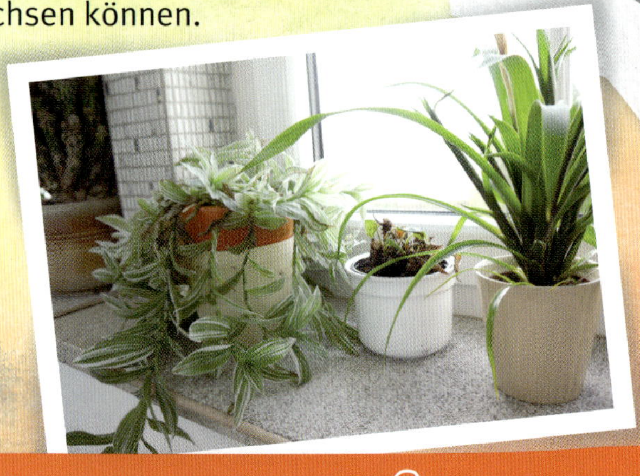

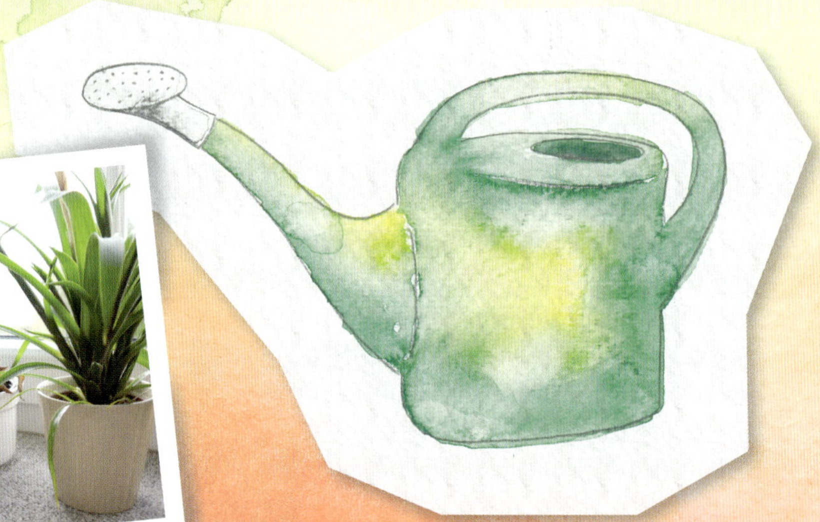

Geselliges Erzählen und Arbeiten

Anregungen zum Gespräch

- Auf welche Weise haben Sie Ihre Kenntnisse über Blumen und Pflanzen erlangt?
- Wie sah Ihr Blumenfenster aus, welche Pflanzen waren dort zu sehen?
- Erinnern Sie sich auch noch an die Blumen und Pflanzen in Wohnung und Garten Ihrer Eltern oder Großeltern? Gibt es spezielle „Modeerscheinungen", die auch vor der Fensterbank nicht Halt machen?
- Welche besonders erfolgreichen Tipps und Tricks für die Pflege von Zimmerpflanzen können Sie nennen?
- Berichten Sie über Ihre Umtopf-Aktionen zu Hause!
- Gibt es eine Blume oder Pflanze, die Sie überhaupt nicht mögen?
- Und mit welcher Blume könnte man Ihr Herz erobern?

Rätselhafte Blumen

Reihum beschreibt jeder Teilnehmer seine Lieblingsblume oder -pflanze (Farbe, Größe, Art der Blüte, Duft ...), ohne ihren Namen zu nennen. Die anderen raten: Welche Pflanze könnte es sein?

Kleines Blumenlieder-Quiz

Was hat der Himmel am herrlichen Rheine mit einer Kornblume zu tun? *Er ist kornblumenblau*
Welcher Monat macht alles neu? *Alles neu macht der Mai*
Was bringt Nana Mouskouri aus Athen mit? *Weiße Rosen*
Wer sah das Heideröslein? *Ein Knab'*
Was soll es für Hildegard Knef regnen? *Rote Rosen*
Welcher Baum steht am Brunnen vor dem Tore? *Ein Lindenbaum*
Und was steht vor meinem Vaterhaus? *Eine Linde*
Welche Pflanze ist nach Heino schwarzbraun? *Die Haselnuss*
Welche Blumen kommen aus Amsterdam? *Tulpen*
Was steht draußen am Balkon? *Mein kleiner grüner Kaktus*

Kleines Orchideen-Quiz

1. Welche Eissorte wird aus Orchideen hergestellt?
a) Stracciatella **b)** Marzipan **c)** *Vanille*
Lösung: *Bei der Pflanze, die auch für die Herstellung von Vanilleeis genutzt wird, handelt es sich um eine Orchideenart. Bevor wir sie im Supermarkt als kleine schwarze Vanillestangen kaufen können, werden die Früchte der Bourbonvanille getrocknet.*

2. Auch in Deutschland gibt es Orchideen – immerhin gibt es bei uns 55 wild wachsende Orchideenarten. Wie heißt die selten gewordene und unter Naturschutz stehende Orchidee?
a) Damenpumps **b)** *Frauenschuh* **c)** Mädchenpantoffel
Lösung: *Der Frauenschuh ist unter vielen volkstümlichen Namen bekannt, z.B. Venus-, Herrgotts- und Jungfernschuh, Pantoffel- oder Holzschuhblume, Schlumpschuh, Ochsenbeutel, Schlafsack, Schlotterhose oder Jungfernschön.*

Schlehen, Ebereschen und Kornelkirschen

Material:

- *s. in den 3 folgenden Rezepten.*

Dieses Thema ist nicht nur für „Kräuterhexen" interessant, sondern soll allen „normalen" Genießern und Genießerinnen zeigen, dass das leider etwas in Vergessenheit geraten ist.
Die Frage: „Kann man denn diese Früchte der Bäume oder Sträucher essen oder anders verarbeiten?" ist mit eindeutigem „Aber ja" zu beantworten.

Die Schlehe

Pfarrer Kneipp empfiehlt einen Tee aus Schlehenblüten gegen Gicht oder Leberleiden – aber interessanter sind die dunkelblauen Beeren ab September. Daraus macht man einen Likör oder „Aufgesetzten", der 3 Monate reifen muss, bis er genossen werden kann. Die Früchte sollen vorab Frost bekommen, das geht mit dem Tiefkühlschrank problemlos auch im September.
Übrigens: Die zum Teil sehr langen Dornen wurden früher als Rouladennadeln genutzt!

Rezept für Likör:
Flaschen gut säubern, die aufgetauten Schlehen bis zu einem Drittel einfüllen, zwei Fingerbreit Kandiszucker dazugeben und mit klarem Schnaps auffüllen.

Ebereschen

Die Eberesche heißt auch „Vogelbeere" und galt als heiliger Baum der Druiden und Hexen, bei den Germanen galt sie als schutzbringend, Amulette wurden aus dem Holz geschnitzt. Heute nutzen wir die Beeren, der Saft wird bei Rheuma, Gicht und Erkältung angewandt, sie sind besonders reich an Vitamin C. Likör wie oben zubereiten.

Rezept für Gelee:
Beeren mit Wasser bedeckt ca. 30 Minuten kochen, abkühlen lassen, durch ein Sieb drücken.
Dieses Mus wiegen, die gleiche Menge Gelierzucker zugeben und nach Anweisung kochen.

Kornelkirsche

Die Kornelkirsche ist recht unbekannt, erst wenn im August und September die roten Beeren abfallen, nimmt man den hübschen Strauch wahr. Sie ist nicht mit den Kirschen verwandt, die Früchte aber ähneln sich: diese „Kirschen" sind aber kleiner und mehr oval als rund. Sie sind Vitaminbomben und stehen dem Vitamin-C-Gehalt der Zitrone nicht nach. Heilpraktiker geben sie bei Durchfall, sie sollen den Darm auch heilen, sie stärken die Niere und Blase, den Männern hält sie die Prostata gesund. Und schmecken tut sie auch!

Rezept für Marmelade:
200 g geraspelte Äpfel mit 1000 g Vogelbeeren und 700 g Zucker in wenig Wasser 30 Minuten kochen, bis die Masse dicklich geworden ist. Man streicht sie noch durch ein Sieb und gibt ein kleines Glas Likör oder Rum dazu. Dann füllt man sie in Gläser.

Geselliges Erzählen und Arbeiten

Anregungen zum Gespräch

- Haben Sie als Kind auch immer gehört, dass Vogelbeeren nur für Vögel da sind und giftig sind?
  Vermutlich ja, jedoch ist dies nur ein Gerücht, das sich im Volksglauben früher hartnäckig hielt. Die in den Beeren enthaltene Parasorbinsäure kann zwar bei rohem Verzehr zu Magenproblemen führen, sie wird jedoch beim Kochen abgebaut.
- Gehören die Ebereschen zu der Baumfamilie „Esche“?
  Nein, die Eberesche (sorbus aucuparia) ist eine eigene Pflanze mit geringerer Wuchshöhe als die Esche (Fraxinus excelsior) und hat nur eine ähnliche Blattform.
- Warum sagt man den Schlehen nach, dass sie Frühlingsboten sind?
  Sie zeigen die Blüten sehr zeitig im Frühjahr und bieten erste schöne weiße Flecken im noch unbelaubtem Wald.

Übung zur Wortfindung

Gesucht werden **essbare Waldfrüchte**

Beispiele: Himbeeren, Walderdbeeren, Preiselbeeren, Erdbeeren, Bucheckern, Eicheln (eingeschränkt), Kastanien, Holunder, Heidelbeere, Hagebutte, Sanddorn …

Zum Vorlesen

Fuchs und Wolf

(Ein Märchen aus dem Tessin mit einer Kornelkirsche)

Die Sonne war untergegangen und die Dunkelheit brach über das Tal herein. Da ging der Wolf aus seiner Klause, um eine Beute zu erhaschen. Unterwegs begegnete er einem Fuchs, der mit der gleichen Absicht ebenfalls in Feld und Wald herumstreifte. Da sprach der Wolf zu ihm: „Weißt du was? Komm, wir gehen in jene Milchhütte dort, wo eine ganze Reihe Milchkannen stehen. Da können wir uns mal ordentlich das Ränzlein füllen.“ Der Fuchs, der vor Hunger kaum noch warten konnte, ließ sich das nicht zweimal sagen.

Doch die beiden wurden entdeckt. Der Fuchs konnte fliehen, der Wolf wurde vom Bauern verprügelt. Mittlerweile hatte der Fuchs am Waldrand einen prächtigen Baum voll Kornelkirschen entdeckt, viele davon lagen reif am Boden. Er wälzte sich in diesen herum, so dass sein Pelz ganz rot wurde. Als nun der Wolf winselnd und wehklagend vorüber schlich, rief der Fuchs ihn zu sich und sagte: „Ei, Gevatter Wolf, schau doch, wie sie mich übel zugerichtet haben. Siehst du, wie mir das Blut überall herausläuft? Ach Gott, so trag mich doch nur ein kleines Stück weit zu meinem Haus.“

Jetzt überkam den Wolf das Mitleid, und so erbärmlich auch sein Fell von den Stockschlägen zerzaust war, nahm er den Fuchs dennoch auf seine Schultern und trug ihn heimwärts. Da sang der Fuchs das Liedchen: „Hop hop hop, nur immer langsam voran, denn der Kranke trägt den gesunden Mann.“ „Was singst Du da“, fragte der Wolf. „Ach, das ist ein uraltes Lied, das mich meine Eltern – Gott hab sie selig – vor Zeiten einmal gelehrt haben.“ Und so trug denn der Wolf seinen Begleiter bis in dessen Höhle, wo der Fuchs sich ins Fäustchen lachte. Der Wolf aber schlich hinkend nach Hause.

Teilweise gekürzt; nach einer Erzählung von Luigia Carloni aus Rovio 1911
(Quelle: http://Kraeuterfraala.blogspot.de)

Blumenzwiebeln in Töpfen – so blüht Ihnen was im Winter

Material:

- *winterfeste Blumentöpfe, Schalen oder kleine Blumenkästen mit Wasserablauf,*
- *Tonscherben, Kies oder Blähton als Drainage,*
- *kleine Steine,*
- *Blumenzwiebeln (z. B. Tulpen, Narzissen oder Hyazinthen),*
- *möglichst torffreie Blumenerde,*
- *Vlies.*

Die Tulpen, Narzissen oder Hyazinthen, die Sie blühend ab Februar im Topf kaufen können, sind vom Gärtner in Kühlhäusern vorkultiviert worden. Die meisten Blumenzwiebel benötigen über mehrere Wochen hinweg Temperaturen von um die Null Grad oder kälter, damit sie ihre Blüten entwickeln können.

Wichtig:
Legen Sie neue Tontöpfe oder Schalen eine Nacht ins Wasser. Reinigen Sie alte Pflanzgefäße vor dem Gebrauch sehr gründlich.
Die Blumenerde darf nicht schon einmal zum Treiben von Blumenzwiebeln verwendet worden sein.
Verwenden Sie pro Topf nur eine Sorte, dann blühen die Pflanzen zur gleichen Zeit.

Und so geht's:

- Füllen Sie in den Blumentopf oder den Blumenkasten eine lockere Schicht Erde.
- Setzen Sie die Knollen oder Zwiebeln mit der Spitze nach oben darauf. Wichtig ist, dass die Zwiebeln sich nicht berühren, sie sollten zu allen Seiten etwa ein bis zwei Finger breit Platz haben.
- Füllen Sie dann noch ca. drei bis fünf Zentimeter Erde auf.
- Eine Schicht Herbstlaub schützt die Zwiebeln vor allzu viel Nässe von oben.

Stellen Sie die Gefäße nach draußen, sie sollten vor Wind und Regen geschützt stehen und bei zweistelligen Minusgraden mit Vlies umhüllt werden. Gießen Sie die Töpfe bei frostfreiem Wetter regelmäßig. Kleine Steinchen unter der Schale sorgen dafür, dass das überschüssige Wasser immer gut abfließen kann.
Wenn die Temperaturen dauerhaft unter den Gefrierpunkt fallen, sollte man die Frühlingsblüher ins Haus holen und in einen unbeheizten Raum (z. B. Keller oder Treppenhaus) stellen.

Ab Januar können Sie die Pflanzgefäße ins Zimmer holen, und so blühen Ihnen bereits im Februar die ersten Frühlingsblumen!

Geselliges Erzählen und Arbeiten

Anregungen zum Gespräch

- Welche sind Ihre Lieblingspflanzen im Herbst und Winter?
- Gibt es außer den vorkultivierten Blumenzwiebeln noch Gemüsearten, die den ersten Frost abbekommen müssen? *Beispiel: Grünkohl, Rosenkohl ...*
- Was halten Sie von Laubsaugern im Herbst?
- Welche Tätigkeiten haben Sie in dieser Jahreszeit gerne gemacht, welche nicht so gerne?

Blume & Co.

Hier können alle mitmachen:
Bilden Sie Begriffe mit „**Blumen**“ am Anfang! *Beispiel: Blumenbeet ...*
Welche Pflanzen haben eine rote Blüte? *Beispiel: Weihnachtsstern ...*
Suchen Sie möglichst viele Blumen zu den Farben rot – gelb – blau ...
Suchen Sie mindestens eine Blume zu jedem Buchstaben des Alphabets.

Wer ist hier Außenseiter?

Einer von vier Begriffen passt nicht in die Reihe – welcher kann es sein?

- Heckenschere – *Rasenmäher* – Sense – Gießkanne
  wird mit beiden Händen bedient, kann elektrisch sein
- Petersilie – Knollensellerie – Möhren – *Ingwer*
  gehört nicht ins Suppengrün
- *Hyazinthen* – Rosen – Tulpen – Nelken
  Rosen, Tulpen, Nelken = Lied von Paul Lincke, außerdem die erste Zeile eines Poesiealbumverses
- Sellerie – Zwiebel – Karotte – *Kohl* *wächst über der Erde*
- Schlossgarten – Dachgarten – Klostergarten – *Kindergarten* *hat nichts mit Pflanzen zu tun*
- Säen – jäten – harken – *bellen* *ist keine Tätigkeit im Garten*

Zum Vorlesen

Septembertag

Dies ist des Herbstes leidvoll süße Klarheit,
die dich befreit, zugleich sie dich bedrängt;
wenn das kristallene Gewand der Wahrheit
sein kühler Geist um Wald und Berge hängt.

Dies ist des Herbstes leidvoll süße Klarheit.

Christian Morgenstern, 1871–1914

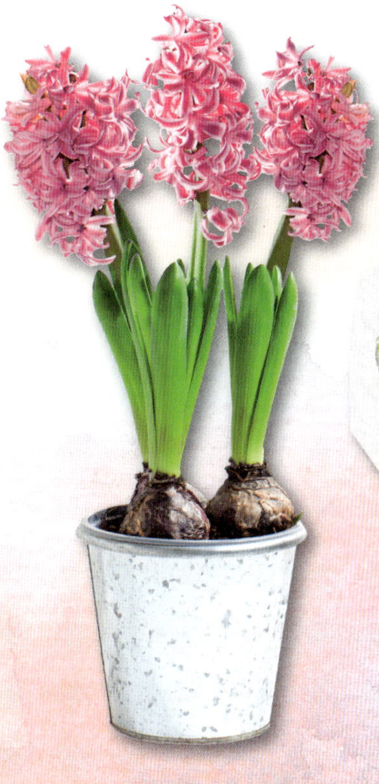

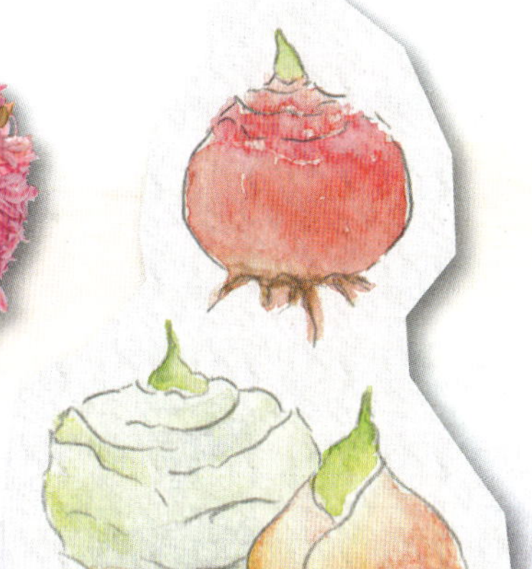

Zwei tolle Knollen – Kartoffel und Topinambur

Material

- *ca. 300 g Topinambur,*
- *ca. 200 g Möhren,*
- *Öl-Essig-Salatsoße zubereiten,*
- *Kräuter.*

Die Kartoffeln, im März gesetzt (siehe 11. Kalenderwoche), werden jetzt geerntet, riesige Trecker fahren über die Felder und holen – fast ohne Menschen, die dabei helfen – die Ernte vollmechanisch ein. Da lohnt es sich, einmal zurückzudenken, wie es in den 1940er- und 1950er-Jahren war ...

Kartoffeln stellten lange Zeit das Hauptnahrungsmittel dar, erst seit den 1950er-Jahren wurden Reis und Nudeln auch als Grundnahrungsmittel bekannt. Jede Familie mit Garten (auch mit Schrebergarten) baute Kartoffeln an, für jede Person im Haushalt wurde ein Zentner berechnet – wenn der Vater körperlich schwer arbeitete, auch mehr.
Im Herbst wurden die Kartoffeln in „Mieten" „eingekellert" und dunkel und kühl gehalten. Entweder im Keller, Schuppen oder Garten, dann durch Stroh oder Sand gegen Frost geschützt.
Kinder halfen bei dieser Arbeit, auch Ihre Bewohner haben sicher viele Erinnerungen an diese Zeit. Ganze Schulklassen wurden z.B. auf die Kartoffelfelder geführt, um die Kartoffelkäfer abzulesen. Und nach der Ernte durften die Kinder „Nachlese" halten und die liegengebliebenen Kartoffeln absammeln. Zum Schluss gab es dann Kartoffelfeuer ...

Topinambur ist gelbblühend und wird bis zu 3 Meter hoch. Sie schmeckt ein wenig wie Kohlrabi, und man kann sie roh, gekocht oder frittiert verzehren.
Sie ist ein Korbblüher wie die Sonnenblume, stammt aus Mittel- und Nordamerika und wird als Nahrungsmittel hier angebaut.
Den ganzen Winter über ist die Ernte möglich, man isst die Wurzelknolle, die sehr gesund ist. Blutfette werden gesenkt, durch die Inhaltsstoffe Betain, Cholin und Saponine wirkt sie hemmend gegen Krebs.
16% der Masse besteht aus Kohlenhydraten des Mehrfachzuckers Inulin, der für Diabetiker gut ist – sie müssen keine Broteinheiten zählen. Alles gute Gründe, die Pflanze im Garten anzubauen – leider wuchert sie sehr.

Machen Sie mit Ihren Bewohnern einen schmackhaften Salat, bei dem auch die Diabetiker zugreifen dürfen!

Und so geht's:

- Topinambur und Möhren werden in die süßlich abgeschmeckte Salatsoße geraffelt und ein wenig darin ziehen gelassen, mit Kräutern verfeinert.

Geselliges Erzählen und Arbeiten

Anregungen zum Gespräch

- Heute ist die Vorratshaltung für den Winter problemlos, man kann immer alles kaufen. Wie sah es zu Ihrer Kindheit aus: Welche Vorräte schaffte man für den Winter in Haus und Keller? Schließlich mussten Lebensmittel 4–5 Monate haltbar sein!
  Zwiebeln zu Zöpfen gebunden trocken aufgehängt, Bohnen als Schnippelbohnen im Fass gelagert, Weißkohl wurde Sauerkraut, Obst und Gemüse in Weckgläser eingekocht, Gurken und Rote Bete in Essig eingelegt, Früchte zu Marmelade verarbeitet, Möhren auch in Sand oder Torf eingeschlagen.
- Waren Mäuse ein Problem oder andere Schädlinge?
  Gegen Mäuse und Ratten wurden Fallen aufgestellt, schlimmer war Feuchtigkeit, z.B. durch Faulstellen, die sich ausbreiteten.

Fragen über Fragen zur Kartoffel

Wer hat die dicksten Kartoffeln? *Die dümmsten Bauern*
Wie lässt mich jemand fallen, wenn er mich nicht unterstützt? *Wie eine heiße Kartoffel*
Wie heißen Reibekuchen in anderen deutschen Landstrichen? *Kartoffelpuffer*
Wie sagt man, wenn jemand nicht weiß, was er tun soll? *Rin in de Kartoffeln, raus aus de Kartoffeln*
Woher kommen die Kartoffeln ursprünglich? *Die Heimat sind die Anden in Südamerika, nach der Entdeckung durch Kolumbus kamen sie nach Europa. Zuerst nach Spanien (ca. 1570), später über England in andere Länder.*
Wie heißen die Kartoffeln in Österreich oder in der Schweiz? *Erdäpfel*
Kann man die Blüten auch essen? *Nein, sie enthalten Solanin, das ist leicht giftig. Vorsicht auch bei grünen Teilen bei der Kartoffel, wenn sie z.B. zu viel Licht bekommen haben – auch diese enthalten Solanin, großzügig abschneiden.*
Wozu benutzte man Kartoffelstärke? *Zum Stärken von Kleidung und Andicken von Saucen.*
Haben Sie als Kind etwas mit selbst hergestellten Kartoffelstempeln bedruckt? *Es war beliebt, Servietten oder Glückwunschkarten zu verzieren.*

Übung für den Tastsinn

Verschiedene Topinamburknollen verteilen, jeder soll seine Knolle erkunden, Besonderheiten erkennen und sich merken. Dann werden sie wieder eingesammelt und etwas später auf den Tisch gelegt – jeder soll seine Knolle wiedererkennen! Das ist nicht so schwer, weil wirklich jede Knolle anders aussieht!

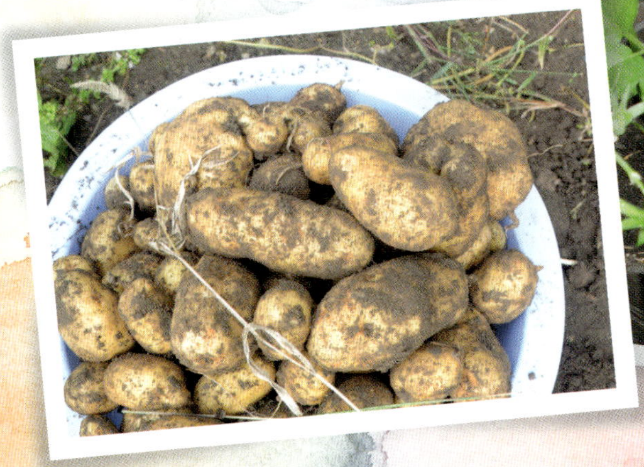

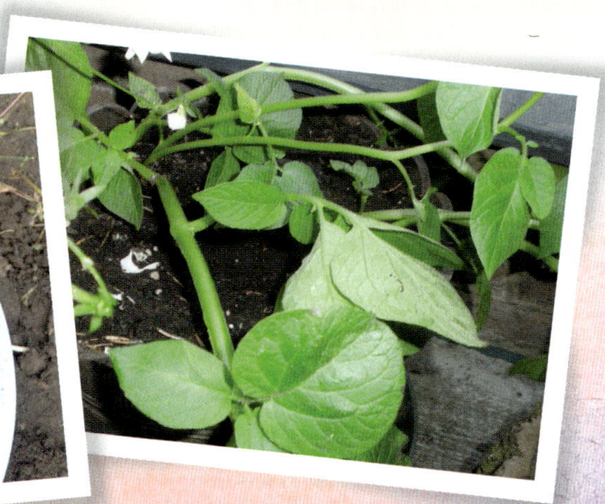

Sinnesfreuden mit Kastanien

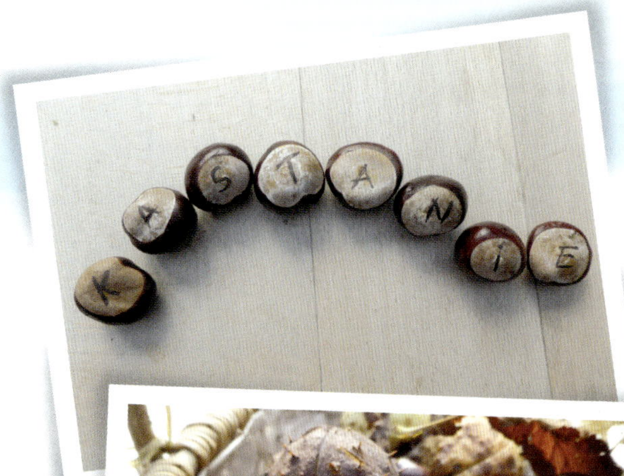

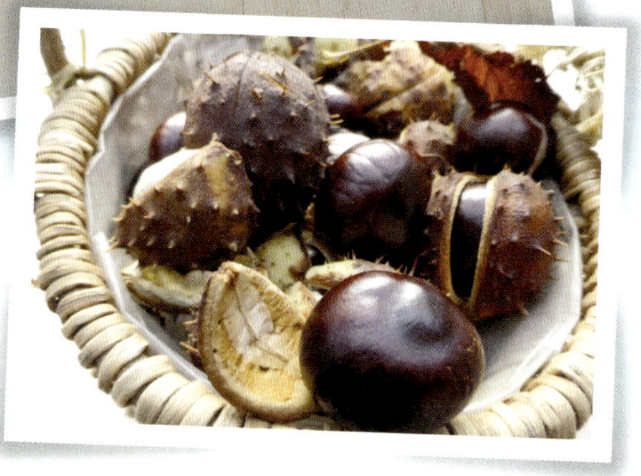

Material für Bastelarbeiten:

- *Rosskastanien,*
- *Akkuschrauber,*
- *Dosenpicker,*
- *Zahnstocher, Streichhölzer,*
- *wasserfeste schwarze Filzstifte,*
- *Kordel, Draht,*
- *hübsche Weidenkörbchen.*

Material für die Zubereitung von Esskastanien:

- *Esskastanien,*
- *Messer,*
- *Ofen.*

Kastanien wecken sicherlich bei jedem Erinnerungen an die Kindheit: an das Sammeln der Früchte, an die Basteleien wie Kastanientiere und -ketten. Auf dem Land gab es vom Förster etwas Taschengeld oder eine Karre voll Holzscheite für einen Sack voll Eicheln und Kastanien, die dann als Wildfutter für die Tiere verwendet wurden.

Und so geht's:

Bastelarbeiten:
Zur Herstellung von Tieren und Figuren werden die Rosskastanien mit einem einfachen Dosenpicker an den gewünschten Stellen angebohrt und die Streichhölzer oder Zahnstocher dort hineingesteckt. Mit den Kastanien lassen sich nicht nur Tiere und Figuren basteln, sondern auch Dekorationen für das ganze Haus. Besonders hübsch ist ein Herz aus Kastanien, das sich auch als Türschmuck eignet. Durchbohren Sie dazu die benötigte Anzahl an Kastanien mit dem Akkuschrauber. Biegen Sie ein Stück Draht in Herzform und fädeln Sie die Kastanien auf. Zum Schluss wird der Draht an einer Stelle geschlossen und kann dort noch in eine Öse zum Aufhängen gedreht werden.
Sie können die Kastanien auch auf eine Kordel auffädeln oder in einem hübschen Weidenkörbchen auf die Fensterbank stellen.

Zubereitung von Esskastanien:
Esskastanien werden in rohem Zustand an der spitzen Seite überkreuz eingeschlitzt. Auf einem Blech werden sie bei 180 – 200°C im Ofen erhitzt. Sobald sie aufplatzen, sind sie fertig zum Verzehr.
Guten Appetit!

Geselliges Erzählen und Arbeiten

Anregungen zum Gespräch

- Kastanien auf der Fensterbank gelten als natürliches Hausmittel zur Vertreibung von Spinnen. Was halten Sie davon?
- Kastanien sollen sich hervorragend für das Waschen von Wäsche aus Wolle eignen: es werden einfach einige ungeschälte Kastanien mit in die Waschtrommel gegeben. Was meinen Sie dazu? Und kennen Sie weitere Verwendungsmöglichkeiten für Kastanien?
  In Kriegszeiten wurden aus Kastanienfrüchten auch Seifen hergestellt.
- Was ist der Unterschied zwischen Maronen und Rosskastanien? *Edelkastanien – auch Maronen genannt – sind essbar, Rosskastanien nicht. Die Rosskastanie ist an der Oberseite glatt und hat keine Spitze.*
- Welche Verwendungsmöglichkeiten bietet die Rosskastanie? *Als Wildfutter im Winter, als Badezusatz, als Salbe …*
- Zu welchen Gerichten passen Kastanien als Beilage?

Wortfindung mit Kastanien

Jeder Teilnehmer bekommt die Buchstaben des Wortes „**KASTANIE**“ ausgehändigt. Welche Wörter lassen sich daraus bilden? Nicht alle Buchstaben müssen genutzt werden.
Beispiele: Eis, Ast, Knie, Nest, Kenia, Stein, Santa, Kasten …

Zum Vorlesen

Die Kastanien

Kilian war ein sehr naschhafter Knabe; wo er nur einen Kreuzer bekam, vernaschte er ihn. Eines Tages sah er auf dem Obstmarkte sehr schöne Kastanien. Er kannte sie nicht und fragte die Obsthändlerin, ob die braunen Dinger gut zum Essen wären? – „Die Kastanien da?“, sagte sie, „Das denke ich! Kaufe er einmal davon, junger Herr! Sie schmecken vortrefflich, besonders wenn man sie in heißer Asche bratet.“

Kilian hatte sein Geld schon für anderes Obst ausgegeben. Indessen nahm er heimlich ein paar Hände voll Kastanien und steckte sie in die Tasche. Als er nach Hause kam, schlich er in die Küche, und da eben niemand darin war, so legte er die Kastanien in die Asche. Sie fingen bald an, von der Hitze zu pfeifen. Das freute ihn, und er legte noch einige glühende Kohlen auf die Asche, und blies mit vollen Backen darein.

Plötzlich zersprang eine Kastanie mit starkem Knall, und Asche und Kohlen fuhren ihm mit solcher Gewalt in das Gesicht, dass er nicht mehr sah, wie blind umhertappte und laut weinte und jammerte. Auf den Knall und das Jammergeschrei liefen alle Leute in die Küche, und sein Diebstahl kam nun an den Tag. Der kleine Dieb musste viele Schmerzen ausstehen, bis seine Augen wieder geheilt waren. Er bereute es mit heißen Tränen, so schlecht gehandelt zu haben.

Christoph von Schmid, 1768–1854

Hagebutte – die Frucht der Heckenrose

Material für einen Türkranz:

- *Strohkranz,*
- *gut ausgereifte Hagebuttenzweige, möglichst unterschiedliche Sorten,*
- *Moos oder dunkelgrünes Vliesband,*
- *grüner Blumendraht,*
- *Rosenschere,*
- *Handschuhe.*

Material für eine Hagebuttenmarmelade:

- *Früchte der wilden Hundsrose,*
- *Topf mit Wasser,*
- *Flotte Lotte, feines Sieb,*
- *Honig,*
- *gemahlene Vanille.*

Tipp:

Machen Sie gemeinsam mit Ihren Teilnehmern einen „Ernte-Spaziergang" durch Wald und Flur. Pflücken Sie gemeinsam Hagebutten und andere Naturmaterialien für herbstliche Dekorationen.

Achtung: Handschuhe nicht vergessen!

Mit Hagebutte ist die Frucht verschiedener Rosenarten gemeint. Das Fruchtfleisch der im Spätherbst geernteten Früchte ist reich an Vitaminen C und wirkungsvollen Inhaltsstoffen. Man findet völlig unterschiedliche Arten: kugel- oder flaschenförmig, dick oder schmal, glatt oder behaart.

Wichtig: Verarbeiten Sie die Hagebuttenzweige möglichst frisch.

Und so geht's:

Türkranz:

- Umwickeln Sie den Strohkranz mit Moos (oder alternativ dunkelgrünem Band). Alle hellen Stellen müssen gut abgedeckt sein.
- Fertigen Sie kleine Büschel mit unterschiedlichen Hagebuttenarten an.
- Legen Sie diese Sträußchen gleichmäßig um den Kranz und befestigen Sie sie mit dem Blumendraht.

Hagebuttenmarmelade:

- Bedecken Sie den Boden eines Topfes mit Wasser, geben Sie die Hagebutten dazu und lassen alles ca. 20 Minuten köcheln.
- Wenn die Früchte aufgeplatzt sind, drehen Sie die Masse durch die Flotte Lotte (oder ein Sieb), so dass Schalen und Kerne zurückbleiben.
- Anschließend passieren Sie die Masse evtl. noch ein zweites Mal durch die Flotte Lotte oder ein feineres Sieb, um auch die restlichen Kerne zu entfernen.
- Süßen Sie das Hagebutten-Mark nach Geschmack mit etwas Honig und würzen es mit etwas Vanille.
- Diese Masse wird noch einmal abgekocht und in Gläser gefüllt.
- Bei kühler Lagerung ist diese rohe Hagebuttenmarmelade ca. 3 Monate haltbar.

Geselliges Erzählen und Arbeiten

Anregungen zum Gespräch

- Erinnern Sie sich noch an die Streiche Ihrer Kindheit? Die Borsten innerhalb der Hagebutte sind mit feinen „Widerhaken“ versehen, die den unangenehmen Juckreiz auslösen. Wie wurde das Juckpulver damals hergestellt? Wie ging dieser Kindheitsspaß vor sich?
- Welche regional unterschiedlichen „Volksnamen“ der Hagebutte kennen Sie? *Hahnebutte, Hetscherln, Hiefe …*
- Wozu kann man die Hagebutte verwenden? *Chutney, Mus, Konfitüre, Tee, Fruchtwein, Likör …*
- Zu welchen Gerichten passen Hagebutten am besten? *Wildgerichte …*

Kleines Hagebutten-Quiz

1. Wem widmete August Heinrich Hoffmann von Fallerslebens die Zeilen „Ein Männlein steht im Walde ganz still und stumm“ im Jahr 1843?
a) Dem Fliegenpilz **b)** *Der Hagebutte*

2. Wo findet man die Hagebutte meistens?
a) *Am Waldrand* **b)** Im Wald
Lösung: *Das Wort „Hag“ bedeutet „Hecke“*

3. Welche Frucht hat mehr Vitamin C:
a) Zitronen **b)** *Hagebutten*
Lösung: *Die Hagebutte hat 20-mal mehr Vitamin C als die Zitrone*

4. Wenn man die Hagebutte sehr spät pflückt: wird sie dann
a) sauer **b)** *süßer*

Rätsel – auch zum Singen

Ein Männlein steht im Walde ganz still und stumm,
Es hat von lauter Purpur ein Mäntlein um.
Sagt, wer mag das Männlein sein,
Das da steht im Wald allein
Mit dem purpurroten Mäntelein.
Das Männlein steht im Walde auf einem Bein
Und hat auf seinem Haupte schwarz Käpplein klein,
Sagt, wer mag das Männlein sein,
Das da steht im Wald allein
Mit dem kleinen schwarzen Käppelein?
Das Männlein dort auf einem Bein
Mit seinem roten Mäntelein
Und seinem schwarzen Käppelein
Kann nur die Hagebutte sein.

August Heinrich Hoffmann von Fallersleben,
1798–1874

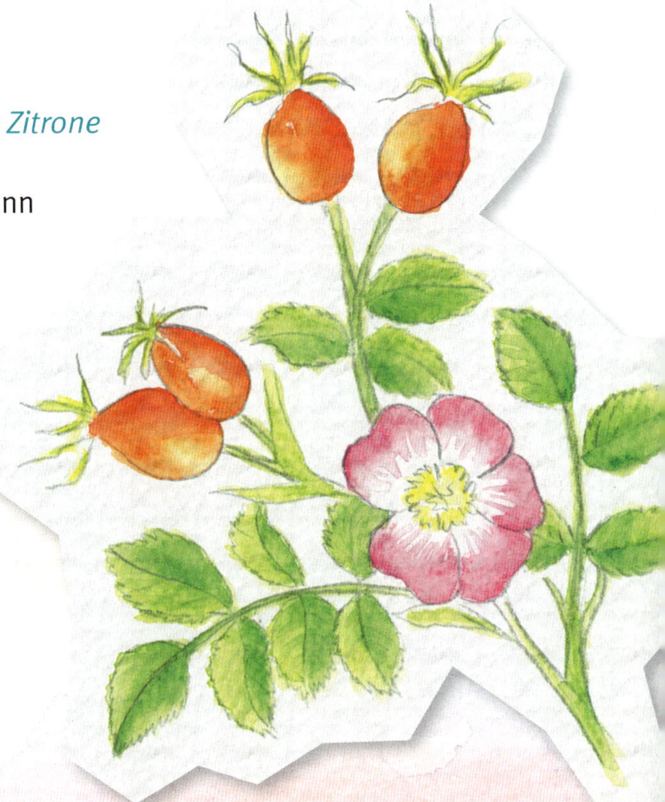

Bucheckern

Material für den Salat mit Bucheckern:

- *ca. 100 g Bucheckern,*
- *ca. 150 g Feldsalat,*
- *1 Möhre,*
- *1 Apfel,*
- *Öl/Essig,*
- *Salz/Zucker,*
- *Petersilie.*

Hier werden Kindheitserinnerungen wach – alle Kinder sammelten gerne Bucheckern oder Eicheln. Manchmal konnte man sie beim Förster abgeben für die Fütterung der Wildschweine im Winter. Die Bucheckern wurden geschält und gegessen – ein guter Ersatz für teure Nüsse.
Heute sind die Eckern als Genussmittel fast in Vergessenheit geraten, dabei sind sie gesund, sind reich an Mineralien, Zink und Eisen und haben einen Fettgehalt von 40%.

Und so geht's:

- Bucheckern mit heißem Wasser übergießen, so lässt sich die Schale leichter mit einem scharfen Messer entfernen.
- Dann die Eckern mit wenig Öl in der Pfanne rösten, bis sie leicht knistern.
- Feldsalat waschen, große Blättchen abzupfen, Apfel und Möhre in schmale Streifen schneiden und schnell in die Salatsoße geben.
- Die Bucheckern zum Schluss unterheben, mit Petersilie bestreuen und servieren.

Infos zum Weitererzählen

- Man kann die Bucheckern auch schroten und damit Plätzchen oder Kuchen backen.
- Scheiben vom Buchenholz sind sehr glatt und wurden vor der Erfindung des Papiers auch als Schreibtafeln benutzt. Mehrere Tafeln wurden gebündelt und „Buch" genannt. Die germanischen Runen wurden in Buchen geritzt und wurden zu „Buchstaben".
- In früheren Zeiten wurde aus Bucheckern auch Öl gewonnen, geröstet waren sie auch ein Ersatz für Kaffee.
- Man unterscheidet die Rotbuche und die Blutbuche. Die Blutbuche trägt rötliches Laub, die Rotbuche ist die „normale" Buche.

Basteln

Wie wäre es mit einem Kranz aus Bucheckern? Die leere Hülle wird einfach auf einen Styropor-Ring geklebt, ein großer Ring kann zum Adventskranz werden, in einen kleinen kann man eine Kerze stellen.

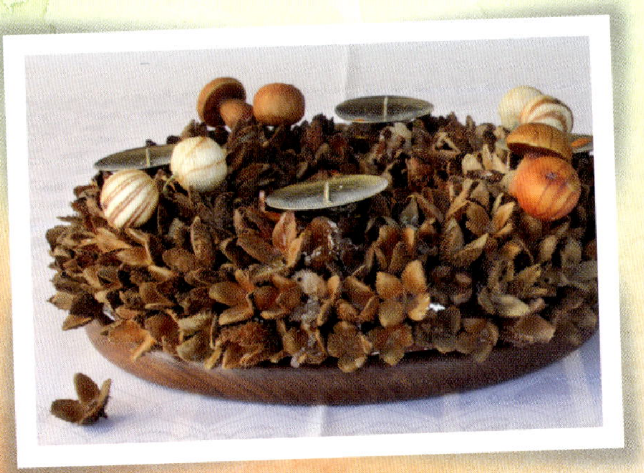

Geselliges Erzählen und Arbeiten

Anregungen zum Gespräch

- Erinnern Sie sich, Bucheckern gesammelt zu haben? *In der Nachkriegszeit war das notwendig für die Ernährung, später nahm man oft nur einige auf, um sie – wie Nüsse – zu verzehren.*
- Konnten Sie viele davon essen oder gab es Einschränkungen? *Nein, sie sind nicht gut bekömmlich durch den Stoff „Fagin", durch das Rösten wird der aber neutralisiert und man kann unbedenklich davon essen.*
- Kennen Sie eine Bauernregel, die sich auf Bucheckern beruft? *Bringt der Herbst viel Bucheckern, wird der Frost nicht meckern.*
- Was hat die Buche mit unseren Buchstaben zu tun? *Die Buchstaben der alten Germanen wurden als Runen in Buchenstäbe geschnitzt. Möglicherweise waren auch Gutenbergs erste Versuche in der Buchdruckerkunst mit Lettern aus Buchenholz geschnitten.*
- Könnten Sie die Buche im Wald sofort erkennen? *Sie hat einen charakteristischen glatten Stamm in grauer Farbe.*

Gesammelte Herbstschätze

Gesucht werden **„Herbstschätze"** zum Sammeln. Was kann man von einem Herbstspaziergang mitbringen?

Kastanien zum Basteln oder zur Dekoration von Räumen oder für die Fingergymnastik.
Eicheln zum Rösten oder für die Wildfütterung aufbewahren. Manche Forstbetriebe geben eine kleine Entschädigung für das gesammelte Gut.
Bunte Blätter zum Pressen und Trocknen oder als Tischdekoration, vor allem vom Ahorn.
Trockene Gräser oder *Blütenstände von Pflanzen* für einen Trockenblumenstrauß.
Brombeeren sammeln zum Essen oder *halbreife Früchte* an den Ranken für einen Blumenstrauß nutzen.

Zum Vorlesen

Bauernweisheiten zum Wetter im Oktober

Wenn abends dicker Nebel liegt,
dann das schöne Wetter siegt.

Ein Oktoberhimmel voller Stern'
Hat warme Öfen gern.

Oktobergewitter sagen beständig,
der künftige Winter wird wetterwendig.

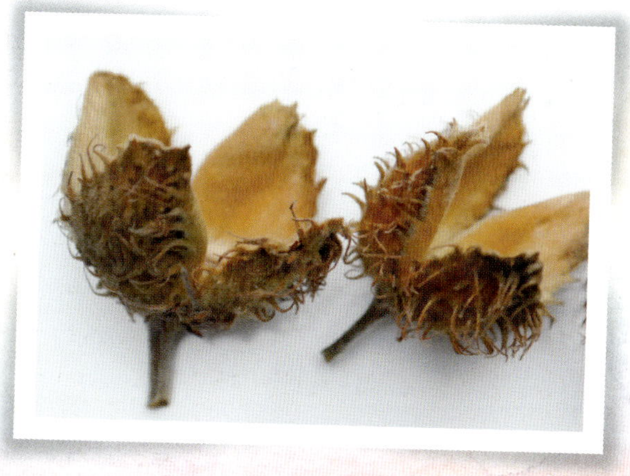

Stiefmütterchen und Veilchen

Material für Veilchensirup:

- *ca. 30 Veilchenblüten,*
- *200 ml Wasser,*
- *weißen Zucker.*

Das Stiefmütterchen gehört zu der Gattung der Veilchen (Viola), im Volksmund wird es auch „Gedenkemein“ genannt. Es ist eine Züchtung des schlichten wilden Stiefmütterchens, das Albrecht Dürer schon in einem Blumenaquarell gemalt hatte.
Der Name „Stiefmütterchen“ wird so erklärt:
Das große untere Blatt soll die Stiefmutter sein, ihr zur Seite sitzen die beiden gut gekleideten eigenen Kinder, zuoberst die zwei schlichten Stiefkinder.
Veilchen waren die Lieblingsblumen von einigen Königinnen und Grundlage von Parfums, der Veilchenduft findet sich auch in ausgewählten Schokoladen.

Und so geht's:

- Wasser kochen und die Blüten einlegen, rühren und den Herd ausschalten. Jetzt müssen die Blüten 24 Stunden im Wasser zugedeckt ziehen.
- Die Flüssigkeit in einen Messbecher geben, die doppelte Menge Zucker dazugeben und wieder kochen und rühren, bis der Zucker aufgelöst ist.
- Jetzt den Topf 3 Tage stehen lassen und gelegentlich umrühren.
- Danach langsam zum Kochen bringen und die Flüssigkeit zu einem Sirup einkochen.

Der Sirup passt zu feinem Pudding oder Eis, man kann auch Sekt mit einem kleinen Teelöffel voll Sirup servieren.

Aus dem Poesiealbum: Sprüche vom Veilchen

Freundlich blüht an stiller Quelle
in des Mondes Silberlicht,
eine Blume, zart und helle,
und die heißt Vergissmeinnicht.

Einem Veilchen gleich,
das im Verborgenen blüht,
sei immer fromm und gut,
auch wenn Dich niemand sieht.

Sei nicht wie das Veilchen im Moose,
sittsam, bescheiden und rein.
Du kannst ruhig wie die Rose
ein bisschen stachelig sein.

Tipp:

Man kann sie jetzt – im Herbst – kaufen, dann blühen sie noch eine Weile, solange das Wetter gut ist. Nur wenige andere Blumen können unsere Aufmerksamkeit von ihnen ablenken. Mit einer leichten Reisigdecke überwintern sie und sind im Frühjahr, noch schöner gewachsen, wieder da.

Geselliges Erzählen und Arbeiten

Anregungen zum Gespräch

- Warum ist das Wort Stiefmutter so negativ? *„Stief" kann aus dem mittelhochdeutschen „rauben" kommen, (stiepan = berauben), der Eltern beraubt. Im Märchen wird die Stiefmutter immer als böse gebrandmarkt.*
- Warum heißt diese Pflanze so merkwürdig? *Eine mögliche Erklärung aus dem „Etymologischen Wörterbuch Kluge": Veilchen mit Stiefmuttergesicht – die Farbgegensätze sind Ausdruck eines bösartigen Gesichtes.*
- Sind Hornveilchen auch Stiefmütterchen? *Nein, sie gehören zwar zu der Gattung der „Violas", heißen aber „Viola cornuta" und entstammen aus den Pyrenäen. Sie haben kleinere Blüten, die nicht so empfindlich sind.*
- Kennen Sie den Namen „Viola" noch für einen anderen Begriff? *Viola heißt auch „Bratsche", die Geige heißt „Violine".*
- Kennen Sie die Veilchenpastillen? Sind darin wohl Veilchen? *Ja, mit getrockneten Veilchenblättern und Blüten kann man einen Tee aufgießen, der gegen Halsschmerzen hilft. Diese Inhaltsstoffe (Saponine, Bitterstoffe, Glykosid und Odoratin) sind auch in den Pastillen.*

Wussten Sie schon ...

... dass Goethes Lieblingsblumen die Veilchen waren? Er soll von Spaziergängen immer etwas Samen mitgebracht haben – um sie an anderen Stellen wieder auszusäen, damit der Bestand sich erweiterte. Es gibt viele Gedichte von Blumen – und darin kommt das Veilchen besonders oft vor!

Lieder – auch zum Vorlesen

Komm lieber Mai und mache die Bäume wieder grün,
und lass mir an dem Bache die kleinen Veilchen blüh'n.
Wie möchte ich doch so gerne, ein Veilchen wieder seh'n,
ach lieber Mai wie gerne, einmal spazieren geh'n.

Ach wenn's doch erst gelinder und grüner draußen wär.
Komm lieber Mai, wir Kinder, wir bitten Dich gar sehr.
O komm und bring vor allem uns viele Veilchen mit,
bring auch viel Nachtigallen und schöne Kuckucks mit.

Text: C. A.Overbeck, Musik: W.A.Mozart

Ich ging im Walde so für mich hin, und nichts zu suchen, das war mein Sinn.
Im Schatten sah ich ein Blümlein steh'n, wie Sterne leuchtend, wie Äuglein schön.
Ich wollt es brechen, da sagt es fein: Soll ich zum Welken gebrochen sein?"
Ich grub's mit all den Würzlein aus, zum Garten trug ich's am hübschen Haus.
Und pflanzt' es wieder am stillen Ort, nun zweigt es immer und blüht so fort.

Text: J.W. von Goethe, Melodie aus dem Odenwald

Kürbisse

Material für ein Kürbis-Blumengesteck:

- *Kürbis beliebiger Größe (mit möglichst flachem Boden),*
- *Messer,*
- *Esslöffel oder Eisportionierer zum Ausschaben des Fruchtfleisches,*
- *Plastikbeutel,*
- *Blumensteckmasse,*
- *verschiedene Herbstblumen.*

Material für Kürbis-Windlichter:

- *Kleine Kürbisse,*
- *ein langes und ein kurzes Messer,*
- *Löffel oder Eisportionierer zum Ausschaben des Fruchtfleisches,*
- *Kerze im Glas oder Teelicht.*

Und so geht's:

Kürbis-Blumengesteck:

- Wählen Sie einen hübschen Kürbis aus und schneiden Sie mit einem langen Messer das obere Teil ab. Aus dem unteren Teil entsteht der Kürbistopf.
- Schaben Sie das Fruchtfleisch komplett aus. Wischen Sie den Kürbis nach dem Aushöhlen mit einem Tuch aus, um Feuchtigkeit aufzunehmen und Schimmel vorzubeugen.
- Nun stecken Sie den Plastikbeutel in den ausgehöhlten Fruchtkörper und schneiden die am Rand überstehende Folie ab.
- Die gut gewässerte Blumensteckmasse wird in den Kürbistopf hineingelegt und mit den vorhandenen Herbstblumen besteckt.

Wenn Sie das Kürbisgesteck regelmäßig bewässern, haben Sie lange Freude daran.

Kürbis-Windlichter:

Übrigens lassen sich kleine Kürbisse zu Mini-Windlichtern umwandeln.

- Schneiden Sie mit dem langen Messer um den Stil herum ein Loch in der Größe von etwa zwei Drittel des Kürbisdurchmessers. Wenn Sie die Kanten kegelförmig einschneiden, kann der Deckel später nicht in den Kürbis fallen.
- Fleisch und Samen werden nun mit dem Löffel oder Portionierer entfernt, bis der Kürbis innen sauber und der Boden eben ist.
- Nun zeichnen Sie mit einem Filzstift das Gesicht vor und schnitzen mit dem kurzen Messer Augen, Nase und Mund aus.
- Stellen Sie das Glas mit der Kerze in den Kürbis – fertig ist das Kürbis-Windlicht.

Geselliges Erzählen und Arbeiten

Anregungen zum Gespräch

- Haben Sie früher Kürbisse im Garten gezogen?
- Stimmt es, dass Kürbisse früher ein typisches Arme-Leute-Essen waren?
- Kennen Sie ein leckeres Rezept für Kürbissuppe?
- Welche Kürbisarten kennen Sie? *Flaschenkürbis, Zucchini, Hokkaido ...*

Wussten Sie schon ...

... dass man nach altem Volksglauben beim Aussäen von Kürbissen wie gedruckt lügen muss, damit die Ernte große Exemplare bringt?
... dass Kürbiskerne bei verschiedenen Blasen- und Prostataleiden wirksam sind, da sie in den Mechanismus der Harnentleerung eingreifen?
... dass Kürbiskernöl bei rissiger Haut an Händen und Füßen hilft und mit Zucker in der Pfanne karamellisiert als ein gutes Hustenmittel gilt?

Zum Vorlesen

Die Geschichte von Jack mit der Laterne – Irische Legende

An einem Abend vor Allerheiligen saß Jack, ein geiziger, trunksüchtiger Schmied in seinem Dorf in Irland in einer Kneipe. Da erschien ihm der Teufel und wollte ihn mit hinabnehmen in sein Reich. Jack bot ihm seine Seele an für ein letztes Getränk. Der Teufel stimmte zu und verwandelte sich selbst in eine Münze, um den Wirt zu bezahlen. Jack aber steckte die Münze schnell in seinen Geldbeutel und verschloss ihn fest. Und weil er im Geldbeutel ein silbernes Kreuz verwahrte, konnte der Teufel sich nicht zurückverwandeln. Da handelte Jack mit dem Teufel: Dieser versprach, dass Jacks Seele noch zehn Jahre frei sein solle. Daraufhin ließ Jack den Teufel frei.

Zehn Jahre später, es war wieder in der Nacht vor Allerheiligen, kam der Teufel zurück und wollte Jack nun mit sich nehmen. Doch Jack bat ihn um einen letzten Gefallen: Als Henkersmahlzeit wünschte er sich einen Apfel, den der Teufel ihm pflücken solle. Der Teufel tat ihm den Gefallen und kletterte auf einen Apfelbaum. Blitzschnell zog Jack sein Messer und schnitzte ein Kreuz in die Rinde des Baumes; nun war der Teufel auf dem Baum gefangen – außer Stande, Jack mit sich zu nehmen. Und Jack handelte abermals mit dem Teufel: Als dieser versprochen hatte, dass er niemals Jacks Seele holen werde, entfernte Jack das Kreuz.

Viele Jahre später starb Jack. Als er an der Himmelspforte um Einlass bat, wurde ihm der Zutritt verwehrt, weil er sein Leben lang geizig, falsch und hinterlistig gewesen war. Er wurde zu den Höllentoren geschickt. Aber auch dort wurde er nicht hineingelassen, weil der Teufel ja sein Versprechen gegeben hatte, niemals Jacks Seele zu holen.

Der Teufel hatte jedoch etwas Mitleid mit ihm, und weil es so dunkel, kalt und windig war, bekam Jack ein Stück Kohle direkt aus dem Höllenfeuer. Jack legte die glühende Kohle in eine ausgehöhlte Rübe, die er als Wegzehrung dabei hatte und machte sich auf den Weg. Seitdem wandelt der ruhelose Jack mit der Laterne am Vorabend von Allerheiligen durch die Dunkelheit – so erzählt es die Legende...

Tipp:

Wenn Sie im nächsten Herbst die Samenstängel vom Judassilberling verwenden wollen, dann säen Sie jetzt!

Bunte Herbstblätter

Material:

- *bunte Herbstblätter,*
- *Zeitungspapier,*
- *Kerzenwachsreste (hell),*
- *alter Kochtopf,*
- *Wäscheklammern, Schnur,*
- *Nylonschnur.*

Bunte Herbstblätter in vielen Gelb-, Braun- und Rottönen üben jedes Jahr aufs Neue eine Faszination aus, der man sich schlecht entziehen kann.

Und so geht's:

Machen Sie mit einem Bewohner oder einer kleinen Gruppe einen Spaziergang durch die herbstliche Natur und sammeln Sie schöne bunte Blätter in unterschiedlichen Farben und Formen.

- Legen Sie die Herbstblätter zwischen einige Blätter Zeitungspapier.
- Beschweren Sie diese z. B. mit einem Stapel Büchern.
- Nach einigen Tagen ist die noch vorhandene Feuchtigkeit aufgesaugt worden, und die Blätter können jetzt verwendet werden.
- Schmelzen Sie alte Wachsreste (möglichst von hellen Kerzen) in einem Topf.
- Fassen Sie Sie die Blätter an den Stielenden und ziehen Sie sie vorsichtig durch das flüssige Wachs.
- Mit einer Wäsche klammer können Sie die gewachsten Blätter nun an einer Leine aufhängen, bis sie getrocknet sind. Nach kurzer Zeit können die Blätter weiterverarbeitet werden.

Aus den bunten Herbstblättern können Sie z. B. ein Mobile basteln. Mit Nylonschnur an einer Korkenzieherweide befestigt sind die Blätter ein Blickfang, ob in der Vase oder als Deckendekoration. Während des Herbstfestes mit Zwiebelkuchen und Federweißer können sie auch als Glasuntersetzer genutzt werden – Ihrer Kreativität sind keine Grenzen gesetzt.

In Kombination mit weiteren herbstlichen Naturmaterialien – Lampionblumen, Nüssen, Kastanien usw. – können auf dem Tisch schöne Mandalas gelegt werden. Jeder Teilnehmer wählt dabei selbst die Blätter aus, die individuell auf sein Wesen abgestimmt sind. Dabei kann ruhige, meditative Musik eingesetzt werden.

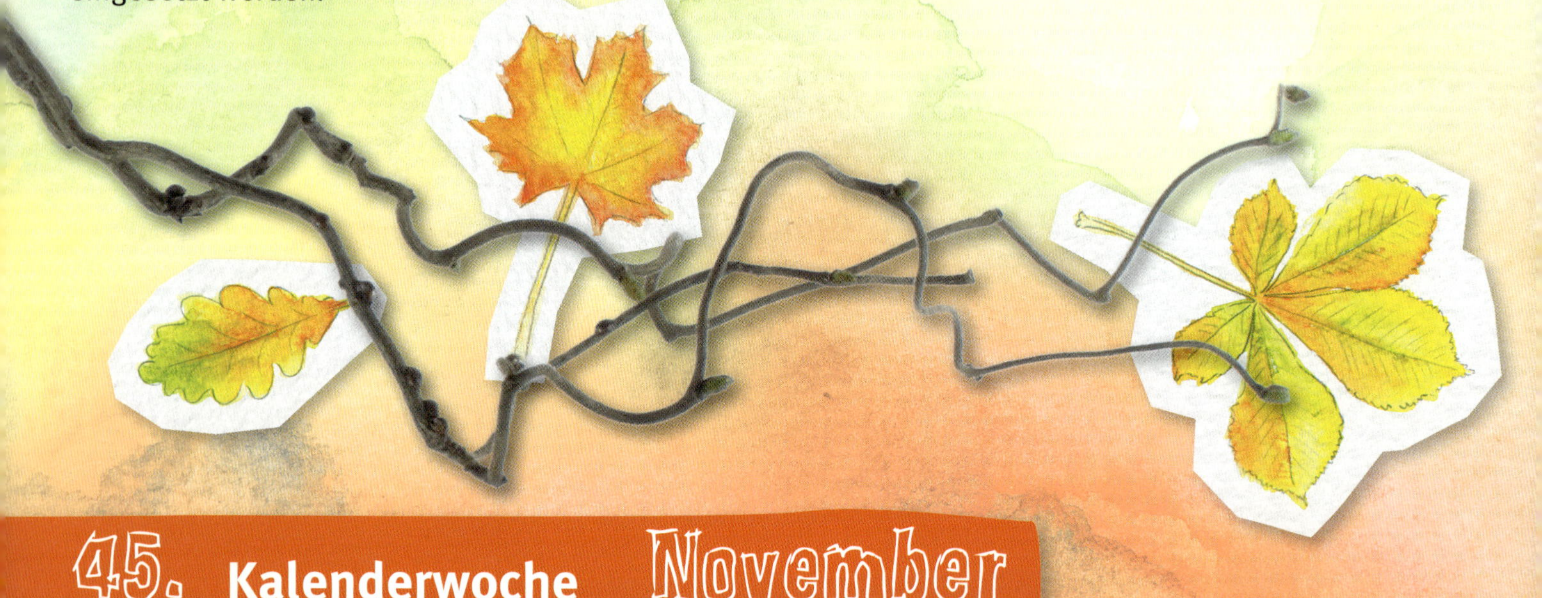

Geselliges Erzählen und Arbeiten

Anregungen zum Gespräch

- In welcher Jahreszeit gefällt Ihnen ein Waldspaziergang am besten?
- Was bietet uns der Herbstwald an Besonderheiten?
- Haben Sie einen besonderen Lieblingsbaum? Welcher ist es und warum?
- Die Früchte des Spitzahorns sehen kleinen Propellern ähnlich. Warum werden sie wohl auch „Nasenzwicker" genannt? *Schon immer haben wohl Kinder sie sich auf die Nase gesetzt.*
- Wozu haben Sie früher Bucheckern verwendet? *Speiseöl, Kaffeeersatz ...*

Die Welt der Bäume – mit allen Sinnen

- Geben Sie Blätter von unterschiedlichen Bäumen in die Runde. Es eignen sich Eiche, Birke, Kastanie, Zitterpappel, Haselnuss, Linde, Ahorn, Haselnuss usw. (verschiedene Blätter s. Kopiervorlage S.116)
- Bringen Sie als Anschauungsmaterial auch Früchte und Samen mit – die Teilnehmer ordnen sie den einzelnen Blättern zu: z. B. Bucheckern, Eicheln, Haselnüsse, Kastanien, Ahorn-Samen und Walnüsse.
- Wozu lassen sich die Früchte der Bäume verarbeiten? Einige Beispiele:
  Ahorn: *Der Saft der Zuckerahorn-Bäume wird zu Sirup verarbeitet. Ahornsirup ist besonders in Kanada schon lange beliebt.*
  Birken: *Birkenwasser wird im Frühjahr aus der Birke abgezapft und ist als Kosmetikum für gesundes, vitales Haar beliebt.*
  Bucheckern *werden heute traditionell immer noch in Bäckereien verwendet, die original Pumpernickel backen.*

Zum Vorlesen

Oktoberlied

Der Nebel steigt, es fällt das Laub;
Schenk ein den Wein, den holden!
Wir wollen uns den grauen Tag
Vergolden, ja vergolden!
Und geht es draußen noch so toll,
Unchristlich oder christlich,
Ist doch die Welt, die schöne Welt,
So gänzlich unverwüstlich!
Und wimmert auch einmal das Herz –
Stoß an und lass es klingen!
Wir wissen' s doch, ein rechtes Herz
Ist gar nicht umzubringen.

Der Nebel steigt, es fällt das Laub;
Schenk ein den Wein, den holden!
Wir wollen uns den grauen Tag
Vergolden, ja vergolden!
Wohl ist es Herbst; doch warte nur,
Doch warte nur ein Weilchen!
Der Frühling kommt, der Himmel lacht,
Es steht die Welt in Veilchen.
Die blauen Tage brechen an,
Und ehe sie verfließen,
Wir wollen sie, mein wackrer Freund,
Genießen, ja genießen!

Theodor Storm, 1817–1888

Nüsse – Nahrung fürs Gehirn

Material für Walnusslikör aus reifen Nüssen:

- *200 g frisch entkernte Walnüsse,*
- *1 Vanillestange,*
- *2 Nelken,*
- *1 dünne Scheiben Ingwer,*
- *1 Stange Zimt,*
- *300 g brauner Zucker,*
- *750 ml Korn oder weißer Rum,*
- *Messer,*
- *Weck-Glas.*

Material für Großmutters Nusslikör:

- *150 g brauner Grümmel (Kandiszucker),*
- *125 ml Wasser,*
- *1/4 Stange Zimt,*
- *4 Gewürznelken,*
- *200 g Walnusskerne,*
- *1 Flasche (0,7l) Armagnac.*

Nusslikör ist etwas Feines – schnell zubereitet und sehr lecker. Rechtzeitig hergestellt und in Präsentflaschen abgefüllt, lässt sich diese Gaumenfreude auf dem Weihnachtsbasar verkaufen.

Und so geht's:

Walnusslikör:

Vorbereitung:

Legen Sie die Walnüsse über Nacht in Wasser, dann lassen sie sich wunderbar knacken und auch die Haut lässt sich gut entfernen.

Zubereitung:

Knacken Sie die Schale und entfernen Sie die Haut von den Nüssen. Ritzen Sie die Vanillestange ein. Geben Sie alle Zutaten in ein Weck-Glas.

Stellen Sie dieses für ca. 4 Wochen an einen warmen Platz bzw. auf die sonnige Fensterbank. Rühren Sie einmal pro Woche mit einem Löffel um.

Danach filtern Sie den Likör durch ein mit einer Stoffwindel oder einem Kaffeefilter ausgelegtes Sieb, füllen ihn in eine Flasche und lassen ihn zwei weitere Wochen an einem dunklen und kühlen Ort ruhen.

Großmutters Nusslikör:

Vorbereitung:

Kochen Sie den Kandis mit Wasser, Zimt und Nelken auf und lassen ihn schmelzen.

Nehmen Sie ihn vom Herd und lassen Sie ihn zugedeckt über Nacht ziehen.

Zubereitung:

Am nächsten Tag filtern Sie alles durch ein Sieb.

Geben Sie die Nüsse in eine bauchige Flasche und füllen mit der Zuckerlösung und dem Armagnac auf. Verschließen Sie die Flasche und lassen Sie den Likör bei Zimmertemperatur etwa 3 Wochen reifen.

Wenn der Likör ausgetrunken ist, schmecken die Nüsse als Knabberei zum Tee. Grob gehackt schmecken sie sehr gut auf Eis oder auf Cremespeisen.

Geselliges Erzählen und Arbeiten

Anregungen zum Gespräch

- Welche Rolle spielen Nüsse vor allem im Herbst und Winter?
  Wintervorrat, Tisch-Schmuck, Knabberei, Zutat für viele Backwaren…
- Welche Nusssorten gibt es? *Walnuss, Haselnuss, Pekannuss, Erdnuss, Mandel, Pistazie, Macadamia, Paranuss, Cashew-Nuss, Kokosnuss …*
- Welche Speisen, Gerichte, Leckereien enthalten besonders viele Nüsse?
  Nuss-Nougat-Creme, Nusskuchen, Kokosmakronen, Erdnussbutter, Marzipan …

Scherzfrage

Welche Nuss kann man nicht essen? *Die Kopfnuss*

Sprüche

Was bedeuten die folgenden Redensarten?
Man kann die Birke schütteln, wie man will, es fallen keine Nüsse herab.
Nüsse und Witz sind ohne Kern nichts nütz.
Von einem Haselstrauch kann man keine Walnüsse pflücken.
Wer Nüsse kauft, bekommt auch Schalen.
Ein Eichhorn macht keine tauben Nüsse auf.
Trüge die Weide Nüsse, so würde der Nussstrauch Palmen tragen.
Die schlechtesten Nüsse knackt man zuletzt.
Leere Nüsse schwimmen oben.

Knacknüsse

Bin ich fruchtlos,
ist es bös,
bin ich fruchtbar,
krieg' ich Stöß,
ein jeder wirft nach mir den
Stein: rat, was mag ich sein?
Der Nussbaum

Viele rund braune Häuschen,
die sind an meinem Strauch.
Den süßen Kern, mein Mäus-
chen,
isst du recht gern, ich auch!
Die Haselnuss

Hoch über dem Haus,
klein wie eine Maus,
hart wie ein Brett,
süß wie Met,
außen bitter wie Galle,
essen tun wir's alle!
Die Walnuss

Zum Vorlesen

Die Nuss

Unter dem großen Nussbaume nächst dem Dorfe fanden zwei Knaben eine Nuss. „Sie gehört mir", rief Ignaz, „denn ich habe sie zuerst gesehen." – „Nein, sie gehört mir", schrie Bernhard; „denn ich habe sie zuerst aufgehoben." Beide gerieten in einen heftigen Streit. – „Ich will den Streit ausmachen", sagte ein größerer Junge, der eben dazu kam. Er stellte sich in die Mitte der beiden Knaben, machte die Nuss auf und sprach: „Die eine Schale gehört dem, der die Nuss zuerst sah; die andere Schale gehört dem, der sie zuerst aufhob; den Kern aber behalte ich – für den Urteilsspruch. Das", setzte er lachend hinzu, „ist das gewöhnliche Ende der meisten Prozesse."

Christoph von Schmid, 1768–1854

Herbstfreuden – mit Kohl & Äpfeln

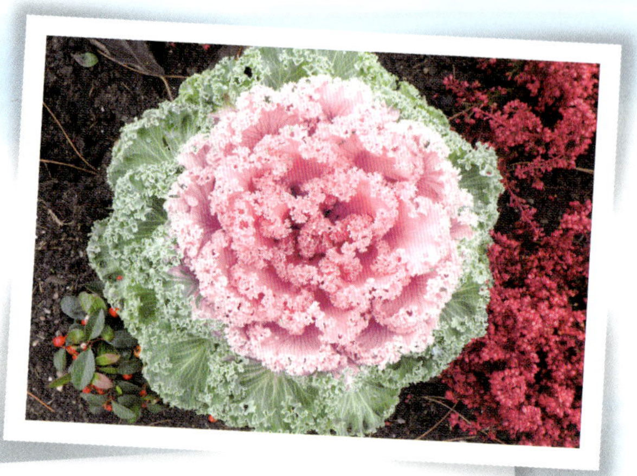

Material:

- *großer Kübel oder Schale,*
- *gute Gartenerde,*
- *Erika-Pflanzen,*
- *Besenheide,*
- *Schneeheide,*
- *Efeu,*
- *Gräser o.Ä.*

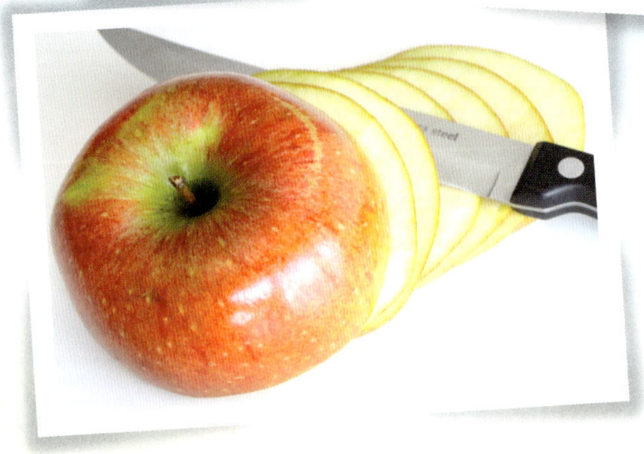

Kohl in allen Variationen, Äpfel für jeden Geschmack: der November trumpft nochmals auf mit Sinnesfreuden. Und damit das Auge auch etwas hat, setzen Sie den Zierkohl ein, der sehr dekorativ die Schalen und Kübel ausfüllen kann, die jetzt ohne Sommer- und Herbstblumen sind.

Und so geht's:

- Den Kübel mit Gartenerde füllen, einen guten Gießrand lassen.
- Der Zierkohl bestimmt die Farbauswahl der anderen Pflanzen, wenn er lilafarben ist, wählt man nicht unbedingt rote Erika als Ergänzung.
- Die Beipflanzung locker um den Zierkohl gruppieren, sie wird im Winter nicht mehr wachsen, also kann man sie sicher Platzieren.
- Mit zusätzlichen Steinen kann man zusätzliche Akzente setzen.
- Vom Zierkohl immer die welken Blätter abschneiden.
- Er muss regelmäßig gegossen werden, eine gelegentliche Düngung ist ratsam.

Übrigens:

- Zierkohl kann auch gegessen werden, er verliert seine kräftige Farbe etwas, wenn er gekocht wird.
- Er verträgt auch leichten Frost.
- Er ist eng mit dem Grünkohl verwandt, das erkennt man an den gekrausten Blättern.

Äpfel sind in der Herbst- und Winterküche unentbehrlich; man kann sie lange frisch halten und wunderbare Nachspeisen daraus machen. Planen Sie einen Nachmittag mit Bratäpfeln – der Duft lässt die Gespräche nicht abreißen. Und wenn das Gespräch auf Apfelringe kommt: hier ist die Anleitung:

Äpfel aus dem Ofen:

Eine feste Apfelsorte aussuchen und die Äpfel mit einem Ausstecher entkernen und in Scheiben schneiden. Kurz in Zitronenwasser eintauchen, damit sie schön hell bleiben. Backpapier auf die Roste des Backofens legen, die Apfelscheiben darauf legen und die Früchte bei 80–100 °C dörren. Sie sollen noch elastisch sein, nicht trocken. Man kann sie auch auf eine Leine ziehen und an der Luft trocknen lassen!

Geselliges Erzählen und Arbeiten

Anregungen zum Gespräch

Wie wurde der Kohl im Herbst eingelagert, damit er im Winter frisch und gesund war?

- *Bei trockenem Wetter geerntet, kamen die Köpfe in kühle Keller, wo keine Äpfel lagerten, deren Gase fördern das Vergilben des Kohls.*
- *Oder es wurde aus Weißkohl Sauerkraut gemacht. Ein Steingutfass wurde mit gehobeltem Kohl gefüllt, immer mit Salz vermengt, oft auch mit Wacholderbeeren oder Kümmel oder Apfelstückchen. Feststampfen und mit einem Stein oder Brett beschweren. Jetzt setzt die Milchsäuregärung ein, der Stein muss regelmäßig gereinigt werden. Das Sauerkraut ist jetzt lange haltbar.*
- *Heute wird Kohl das ganze Jahr über im Handel angeboten.*

ABC-Übungen

Welche Kohlsorten werden im Herbst und Winter bevorzugt gegessen? *Blumenkohl, Brokkoli, Chinakohl, Grünkohl, Rosenkohl, Rotkohl, Spitzkohl, Weißkohl (auch „Kappes“ genannt), Wirsing ...*

Welche Apfelsorten kennen Sie? *Beispiele: Arlet, Berlepsch, Boskoop, Cox Orange, Elstar, Gala, Granny Smith, Golden Delicius, James Grieve, Jonathan, Melsose, Ontario, Pinova, Rubinette ... Übrigens, in Deutschland werden ca. 2.000 Apfelsorten angebaut!*

Geschmacksprobe

Lassen Sie die Bewohner die Unterschiede der einzelnen Sorten erfahren. Schneiden Sie zwei verschiedene Äpfel an und lassen Sie benennen, wie sie schmecken: aromatisch-süß oder fruchtig-säuerlich, mürbe oder fest ...

Zum Vorlesen und Mitsprechen

Kinder, kommt und ratet,
was im Ofen bratet!
Hört, wie's knallt und zischt
bald wird er aufgetischt,
der Zipfel, der Zapfel, der Kipfel,
der Kapfel, der gelbrote Apfel.

Kinder, lauft schneller,
holt einen Teller, holt eine Gabel!
Sperrt auf den Schnabel
für den Zipfel, den Zapfel,
den Kipfel, den Kapfel,
den goldbraunen Apfel!

Sie pusten und prusten,
sie gucken und schlucken,
sie schnalzen und schmecken,
sie lecken und schlecken,
den Zipfel, den Zapfel,
den Kipfel, den Kapfel,
den knusprigen Apfel.

(volkstümlich überliefert)

Adventskranz

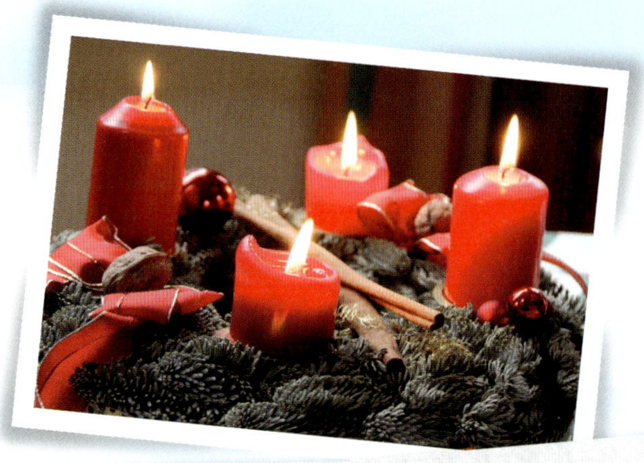

Material:
- *Strohkranz,*
- *frisches Tannengrün,*
- *grüne Stoffreste,*
- *grüner Bindedraht,*
- *Kerzen,*
- *Kerzendraht,*
- *Schmuckbänder,*
- *diverse Dekoartikel,*
- *Heißklebepistole, Leimpatronen,*
- *Zange.*

Tipp:
Arbeiten Sie auch mit verschiedenen Tannensorten, wie zum Beispiel Kiefern und Edeltannen – das sieht besonders hübsch aus.

Und so geht's:
Den Kranz binden:
- Umwickeln Sie den Rohling mit den Stoffresten.
- Nehmen Sie ein bis zwei Tannenzweige und legen Sie diese um den Kranz. Fixieren Sie diese mit dem Blumendraht, immer am Stiel beginnend. Der Draht sollte fest gebunden werden.
- Legen Sie nach und nach Zweige über die erste Schicht und fixieren Sie sie mit dem Draht. Umwickeln Sie so den ganzen Kranz von innen nach außen.
- Schneiden Sie kleinere Äste vom Hauptzweig weg, und zwar schräg. So kann jeweils das spitze Ende in den Kranz hineingeschoben werden.

Wenn es etwas schneller gehen soll, können Sie auch einfach fertige mit frischem Tannengrün umwickelte Adventkranzrohlinge verwenden.

Kerzen befestigen:
- Erhitzen Sie den Kerzendraht über einer brennenden Kerze.
- Nun können Sie ihn mühelos in die Unterseite der Kerze drücken.
- Es empfiehlt sich, pro Kerze zwei bis drei Abschnitte des Kerzendrahtes dicht nebeneinander zu stecken.
- Lassen Sie das Kerzenwachs erkalten.
- Stecken Sie die Kerze nun an eine ausgewählte Position in den Kranz.

Wichtig: Um Risse im Kerzenwachs zu vermeiden, sollten die Kerzen bei diesem Vorgang immer zimmerwarm sein.

Den Kranz dekorieren:
Dekorieren Sie den Kranz mit diversen Artikeln wie Zapfen, Apfel-, Zitronen- oder Orangenscheiben, Holzspielzeug, Bändern etc. Das Befestigen mit der Heißklebepistole geht besonders einfach und schnell.

Geselliges Erzählen und Arbeiten

Anregungen zum Gespräch

- Wie sieht der Tischschmuck aus, den Sie im Advent bevorzugen? Mögen Sie lieber einen Adventskranz oder ein Gesteck?
- Mögen Sie lieber klassische Rot-Töne oder orientieren Sie sich an den jährlich wechselnden saisonalen Farben?
- Wer hat in Ihrer Familie den Adventskranz oder das Gesteck ausgesucht? Haben Sie den Tischschmuck selbst gebastelt oder gekauft?
- Was ist Ihnen lieber: Zünden Sie immer die gleiche Kerze an oder immer abwechselnd, damit sie gleichmäßig abbrennen?
- Kennen Sie noch Gedichte oder Lieder, die in die Adventszeit passen?

Zum Vorlesen

Die Geschichte des Adventskranzes

Der Adventskranz wurde 1839 vom evangelischen Pfarrer Johann Hinrich Wichern erfunden. Er gründete in Hamburg das „Rauhe Haus“, ein Heim zur Betreuung von Kindern. Diese fragten ihn immer wieder, wie viele Tage es noch bis Weihnachten seien – und so bastelte er den ersten Adventskranz. Auf einem alten Wagenrad befestigte er 20 kleine rote und vier große weiße Kerzen. Ab dem ersten Adventssonntag (der im Jahr 1839 auf den 1. Dezember fiel) wurden nun die Kerzen der Reihe nach entzündet – die kleinen an den Wochentagen, die großen an den Adventssonntagen. Ungefähr um 1860 wurde daraus ein aus grünen Tannenzweigen gebundener Kranz. Dekoriert mit den vier Kerzen für jeden der Adventssonntage wurde er dann auch Anfang des 20. Jahrhunderts zunächst zur Tradition in den evangelischen Kirchen und Privathaushalten, später dann auch in den katholischen Gemeinden. Heute findet man den Adventskranz in allen möglichen Formen und Farben, dekoriert mit Äpfeln, Nüssen, Schleifen und vielem mehr.

Die vier Kerzen

Vier Kerzen brannten am Adventskranz. Es war ganz still. So still, dass man hörte, wie die Kerzen zu reden begannen. Die erste Kerze seufzte und sagte: „Ich heiße Frieden. Mein Licht leuchtet, aber die Menschen halten keinen Frieden, sie wollen mich nicht.“ Ihr Licht wurde immer kleiner und verlosch schließlich ganz. Die zweite Kerze flackerte und sagte: „Ich heiße Glauben. Aber ich bin überflüssig. Die Menschen wollen von Gott nichts mehr wissen. Es hat keinen Sinn mehr, dass ich brenne.“ Ein Luftzug wehte durch den Raum, und die zweite Kerze war aus. Leise und sehr traurig meldete sich nun die dritte Kerze zu Wort: „Ich heiße Liebe. Ich habe keine Kraft mehr zu brennen. Die Menschen stellen mich an die Seite. Sie sehen nur sich selbst und nicht die anderen, die sie lieb haben sollen.“ Und mit einem letzten Aufflackern war auch dieses Licht ausgelöscht.
Da kam ein Kind in das Zimmer. Es schaute die Kerzen an und sagte: „Aber, aber, ihr sollt doch brennen und nicht aus sein!“ Und fast fing es an zu weinen. Da meldete sich auch die vierte Kerze zu Wort. Sie sagte: „Hab keine Angst! Solange ich brenne, können wir auch die anderen Kerzen wieder anzünden. Ich heiße Hoffnung.“ Mit einem Streichholz nahm das Kind das Licht von dieser Kerze und zündete die anderen Lichter wieder an.

Verfasser unbekannt

Weihnachtsstern

Material:

- *ca. 12 Mini-Weihnachtssterne mit Erde (Anzahl je nach Größe der Schale),*
- *Schale,*
- *Glaswindlicht,*
- *eine farblich passende Stumpenkerze.*

Achtung:
Der Weihnachtsstern enthält in allen Pflanzenteilen Gift. Der Milchsaft in den Blättern reizt die Haut und kann Ausschlag auslösen.
Haustiere wie z. B. Hunde, Katzen und Vögel sollten nicht daran knabbern, denn das kann Magenkrämpfe, Erbrechen und Durchfall oder auch Zittern, Schläfrigkeit und Benommenheit zur Folge haben.
Blühende Weihnachtssterne sollten auch nicht unbeaufsichtigt bei Menschen mit Demenz mit oraler Enthemmung aufgestellt werden.

Und so geht's:

- Stellen Sie ein Windlicht aus Glas in die Mitte der Schale.
- Ordnen Sie die Töpfchen mit den Mini-Weihnachtssternen ringförmig um das Windlicht herum.
- Zum Schluss stellen Sie eine farblich und größenmäßig passende Kerze ins Windlicht – fertig ist der festliche Tischschmuck.

Basteltipp

Mit der Serviettentechnik kann man ganz einfache Gegenstände verschönern, die in der Weihnachtszeit Freude machen:

- Weiße Blumenübertöpfe, in denen nur grüne Pflanzen stehen
- Gläser, die als Windlicht für eine Kerze dienen
- Die Wasserkaraffe, die auf dem Esstisch steht

Oder die Bewohner verschönern ganz einfache Kacheln, die dann als Untersetzer für Geschirr oder Kaffeekannen dienen oder ein Teelicht aufnehmen.

Anleitung

- Die oberste Schicht der Serviette lösen.
- Den Serviettenkleber auf den Untergrund streichen, hier: auf die Kacheloberfläche und den Rand.
- Das Motiv auflegen und vorsichtig von innen nach außen mit einem trockenen Pinsel oder Schwamm andrücken.
- Nochmals alles mit Kleber bestreichen, das ist die Versiegelung. Nun haftet das Motiv „Weihnachtsstern“ sicher auf der Kachel, überstehendes Papier abschneiden.

Geselliges Erzählen und Arbeiten

Anregungen zum Gespräch

Weihnachtssterne als Tischdekoration in verschiedenen Farben wecken Assoziationen und regen zu Gesprächen an:

- Welche Erfahrungen haben Sie mit Weihnachtssternen auf der Fensterbank gemacht? Kennen Sie besondere Tipps zur Pflege?
- In welcher Farbe mögen Sie den Weihnachtsstern am liebsten?
- Auf welcher kanarischen Insel haben Sie vielleicht schon einmal Weihnachtssterne frei in der Natur wachsen gesehen? *Besonders auf Gran Canaria kann man diese Pflanzen auch in der freien Natur bewundern. Manchmal erreichen sie dort eine Höhe von bis zu 4 Metern!*

Übungen zur Wortfindung

Bilden Sie eine Wortkette mit zusammengesetzten Substantiven, ausgehend vom Wort „Weihnachtsstern" *z. B.: Weihnachtsstern – Sternenhimmel, Himmelbett – Bett …*

Hier sind einige Pflanzennamen durcheinandergeraten:

Fingerglöckchen *Fingerhut*
Löwenschnabel *Löwenzahn*
Goldrose *Goldregen*
Schneestern *Schneeglöckchen*
Weihnachtsmohn *Weihnachtsstern*
Storchzahn *Storchschnabel*
Hahnentreu *Männertreu, Hahnenfuß*
Seeregen *Seerose*
Klatschfuß *Klatschmohn*

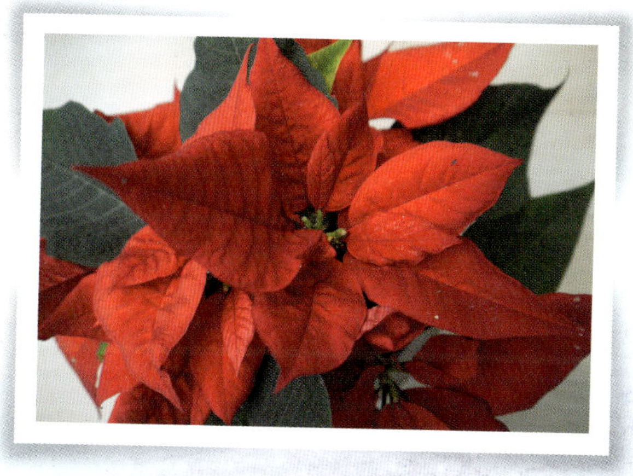

Zum Vorlesen

Zwei Legenden

Pepita war ein armes Mädchen aus Mexiko. Traditionell wird dort um Mitternacht des Heiligabends das Jesuskind in die Krippe gelegt, um zu symbolisieren, dass es geboren wurde. Nun wollte Pepita die Krippe besichtigen und war sehr traurig darüber, dass sie kein Geschenk mitbringen konnte. In der Not pflückte sie ein paar Gräser am Wegesrand und fertigte daraus einen kleinen Blumenstrauß. Mit Tränen in den Augen betrat sie die Dorfkapelle und legte ihr Gebinde in die Krippe. Plötzlich sprossen aus diesen einfachen Gräsern wunderschöne rote Blüten. Alle, die dies sahen, glaubten an ein Wunder, und von diesem Tag an wurden diese roten Blumen „Flores de Noche Buena" – „Blumen der Heiligen Nacht" genannt, da sie seitdem in jedem Jahr zur Weihnachtszeit blühen.

Der Weihnachtsstern war die Lieblingsblume des Azteken-Herrschers Montezuma. Bei den Azteken wurde die Pflanze „Cuitla-xochitl" genannt, das bedeutet: „Blüte mit Blättern, die so stark wie Leder sind". Der Sage nach erhielten die obersten Blätter ihre tiefrote Farbe durch die Blutstropfen einer unglücklich verliebten aztekischen Göttin, die an gebrochenem Herzen starb.

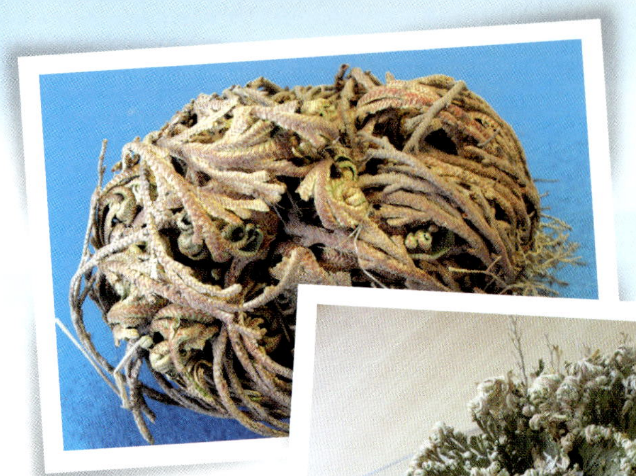

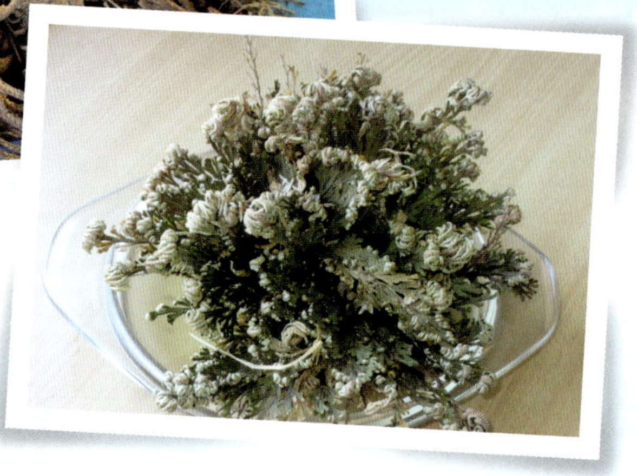

Rose von Jericho

Material:

- *eine Rose von Jericho,*
- *eine flache Schale oder ein Suppenteller,*
- *warmes Wasser.*

Gönnen Sie Ihren Bewohnern, ein kleines Wunder zu erleben – eine scheinbar tote Pflanze wird zum Leben erweckt!

Und so geht's:

- Die Pflanze, die aussieht wie ein Knäuel alter Wurzeln und Zweige, wird mit den kleinen Haftwürzelchen in eine Schale mit warmem Wasser gelegt.
- Wenn der Raum stark geheizt ist, kann man sie auch kurz ganz in warmes Wasser legen, dann aber wieder das meiste abgießen.
- Innerhalb der nächsten halben Stunde recken sich die Zweige, die Pflanze dehnt sich zu allen Seiten aus und bedeckt nach ca. einer Stunde den ganzen Teller oder die Schale.
- Innen zeigt sich die grüne Farbe,
- Die Rose soll nicht länger als 3–4 Tage im Wasser liegen, dann nimmt man sie heraus und lässt sie wieder trocknen. Erst wenn sie ganz trocken ist, bewahrt man sie luftig und trocken auf. So hält sie sich jahrelang, vielleicht ewig?

Um diese Pflanze ranken sich viele Geschichten. Sie stammt aus den Wüsten Nordafrikas (eine Abart kommt aus Texas) und ist seit den Kreuzzügen (11.–13. Jahrh.) bei uns in Europa bekannt. Mit den kurzen Haftwurzeln kann sie sich in Felsspalten oder unter Büschen halten, bei der dort herrschenden Trockenheit rollt sie sich ein, um den innen liegenden Samen zu schützen. Beim nächsten Regen öffnet sich die Pflanze und der Samen kann – weitergetragen durch den Wind – zu einer neuen Pflanze wachsen.

Natürlich ist der Name falsch – die Pflanze ist keine Rose, vielmehr wurden alle besonderen und teuren Gewächse „Rosen" genannt. Botanisch gesehen ist sie ein Kreuzblütler (Anastatica hierochuntika) und man sagt ihr übersinnliche Kräfte nach. In alten Büchern steht, dass in vielen Haushalten die Rose von Jericho ins Wasser gelegt wurde, wenn ein Kranker im Haus war, man wusch sich darin die Hände, wenn man ihn berührte oder wusch ihn auch damit. Als sei das Wasser gesegnet, gab man auch Tropfen davon in den Viehtrog.
Eine der Legenden besagt, dass Maria die Frucht auf ihrem Weg nach Ägypten gesegnet und ihr so ein ewiges Leben verliehen habe. Ganz sicher haben unsere Vorgängergenerationen die Pflanze verehrt und ihr Wunderkräfte zugesprochen.

Geselliges Erzählen und Arbeiten

Anregungen zum Gespräch

- Erinnern Sie sich an gemütliche Nachmittage und Abende in der Vorweihnachtszeit?
- Sprechen Sie mit der Gruppe über die unten stehenden Texte.

Übungen zur Wortfindung und Formulierung

Welche Rosenarten kennen Sie? *Beispiele: Wildrosen, Beetrosen, Bodendecker-Rosen, Edelrosen, Englische Rosen, Floribunda Rosen, Hochstamm-Rosen, Kletterrosen, Moosrosen, Polyantha-Rosen, Strauchrosen, Teerosen, Zwergrosen …*
Können Sie einige Unterschiede der Arten erklären?
Kennen Sie die Vielfalt von Gärten? *Botanischer Garten, Obstgarten, Steingarten, Nutzgarten, Kleingarten, Schrebergarten, Dachgarten, Gemüsegarten, Bauerngarten, Wintergarten, Vorgarten …*
Welche Gärten sind keine Gärten mit Pflanzen? *Biergarten, Kindergarten, Zoologischer Garten …*

Zum Vorlesen

Eine der Legenden zur „Rose von Jericho“

Der Heilige Josef wurde in der Nacht vom Engel des Herrn geweckt. Dieser sprach: „Josef, Du musst aufstehen und nach Ägypten fliehen! Herodes will das Kind töten.“ Josef packte eilends ein paar Sachen zusammen, holte den Esel und lud Maria und das Jesuskind auf und floh. Maria sagte: „Josef, wie sollen wir das schaffen, den langen Weg durch die Wüste?“ Und die Gottesmutter weinte bitterlich. Überall, wo eine Träne in den Wüstensand fiel, wuchs eine grüne Pflanze. So hatte der Esel etwas zum Fressen und konnte die heilige Last tragen. Dies ist das Geheimnis der Rose von Jericho.

Die Rose

Während seines Pariser Aufenthaltes ging Rilke täglich um die Mittagszeit in Begleitung einer jungen Französin an einer Bettlerin vorbei. Stumm und unbeweglich saß die Frau da und nahm die Gaben der Vorübergehenden ohne jedes Anzeichen von Dankbarkeit entgegen. Der Dichter gab ihr zur Verwunderung seiner Begleiterin, die selbst immer eine Münze bereit hatte, nichts. Vorsichtig darüber befragt, sagte er: „Man müsste ihrem Herzen schenken, nicht ihrer Hand.“ An einem der nächsten Tage erschien er mit einer wundervollen, halb erblühten Rose. Ah, dachte das Mädchen, eine Blume für mich, wie schön! Aber er legte die Rose in die Hand der Bettlerin.
Da geschah etwas Merkwürdiges: Die Frau stand auf, griff nach seiner Hand, küsste sie und ging mit der Rose davon. Eine Woche lang blieb sie verschwunden. Dann saß sie wieder auf ihrem Platz, stumm, starr wie zuvor. „Wovon mag sie die ganzen Tage über gelebt haben?“ Rilke antwortete: „Von der Rose!“

(Anekdote nach Rainer Maria Rilke, 1875–1926)
Auch aus der Rose von Jericho können Menschen in vielen Situationen Kraft schöpfen und davon leben, ähnlich wie die Bettlerin von der Rose Rilkes.

Mistelzweige

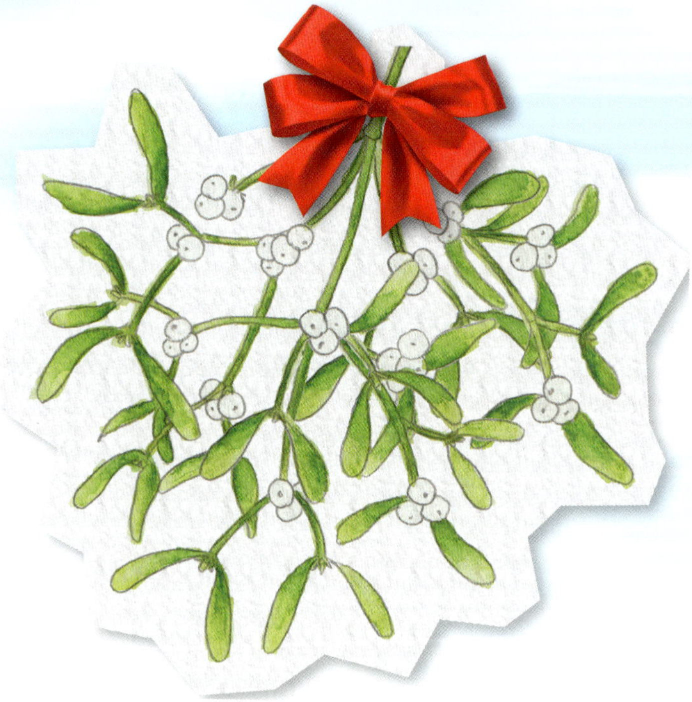

Material:

- *schön gewachsene Mistelzweige,*
- *Schleifenband (in weihnachtlichen Farben oder kariert) oder Juteband,*
- *Scheren.*

Die Mistel ist eine immergrüne Pflanze, deren dunkelgrüne Blätter durch ihre dicke lederartige Oberhaut vor zu starker Verdunstung geschützt werden. So behalten die Blätter abgeschnittener Mistelzweige im warmen Zimmer wochenlang ihr frisches Aussehen.

Die Mistel ist eine immergrüne Pflanze, deren dunkelgrüne Blätter durch ihre dicke lederartige Oberhaut vor zu starker Verdunstung geschützt werden. So behalten die Blätter abgeschnittener Mistelzweige im warmen Zimmer wochenlang ihr frisches Aussehen.

Mistelzweige sind auch hierzulande als Schmuckpflanzen nicht mehr aus der Advents- und Weihnachtszeit wegzudenken.
Nach altem germanischem Brauch soll die Mistel böse Geister verjagen, aber auch die Fruchtbarkeit positiv beeinflussen. Daher kommt auch die Tradition des Küssens unter dem Mistelzweig, zu dem ein im selben Augenblick geäußerter Wunsch unbedingt dazugehört. Und dort, wo ein Mistelzweig hängt, streitet man nicht.

Und so geht's:

- Binden Sie einige Zweige mit breitem Schleifenband zusammen. Achten Sie dabei auf die Beeren, die beim Aufplatzen klebrige Flüssigkeit absondern.
- Die Mistelzweige werden nach altem Brauch vor allem an der Zimmerdecke oder über der Eingangstür aufgehängt.

Wichtig: Da die Mistel giftige Stoffe enthält, hängen Sie bitte die Zweige unerreichbar für Kinder und Tiere auf.

Geselliges Erzählen und Arbeiten

Anregungen zum Gespräch

- Haben Sie früher auch Mistelzweige aufgehängt?
- Welche weiteren Bräuche rund um den Mistelzeig kennen Sie?
- Wozu haben Sie schon einmal ein Mistelpräparat eingenommen?

Wussten Sie schon ...

... dass bereits die alten Römer aus den klebrigen Beeren Vogelleim hergestellt haben, der dem Vogelfang diente?

... dass auch den keltischen Völkern die Mistel heilig war und als Symbol des Friedens galt? In ihrem Zeichen gaben sich Feinde zur Versöhnung den Friedenskuss.

... dass die Mistel eine lange Tradition als Heilpflanze hat? In der Volksmedizin gilt Tee aus Mistelkraut als Mittel zur Nervenberuhigung und zum Ausgleich eines zu hohen oder zu niedrigen Blutdrucks. Aber auch in der Schulmedizin werden Mistelpräparate zur Förderung der Durchblutung, gegen hohen Blutdruck und zur Vorbeugung von Arthrose eingesetzt.

Zum Vorlesen

Weihnachten 1866

Wir sitzen gedrängt
um den trauten Kamin,
es knattern die Brände,
die Kohlen glühn.

Mit der Festzeit Laub
ist das Haus bekränzt,
die Tanne duftet,
die Stechpalme glänzt.

Und vom Balkenknauf,
weißbeerig sie,
lauscht die Mistel nieder,
die Schelmin, die!

Und das Bier, es schäumt
im zinnernen Krug,
wir leeren ihn fröhlich
auf einen Zug!

Und verschränken die Hand,
und vergessen das Leid,
sind glücklich, sind Brüder, –
’s ist Weihnachtszeit!

Ferdinand Freiligrath,
1810–1876

Tipp:

Stecken Sie die 24 Engelskarten (s. Kopiervorlage S. 117) vom 15. Dezember aus dem Buch „Adventskalender“ (s. Literaturliste) jeweils in Mini-Briefumschläge und befestigen sie diese mit Mini-Wäscheklammern am Mistelzweig. Die Briefumschläge können Sie auch selbst herstellen (s. „Bastelbuch“, 21. Kalenderwoche“). Jeden Tag wird ein Briefumschlag abgenommen und das Lösungswort vorgelesen, dies ist dann das Glückswort des Tages.

Glücksklee

Material:

- *Glücksklee als kleine Topfpflanzen,*
- *etwas größere Töpfchen,*
- *Blumenerde,*
- *originelle Übertöpfe, z. B. ausrangierte Tassen,*
- *Glücksbringer wie kleine Fliegenpilze, Schornsteinfeger ...*

Schon seit der Antike gelten vierblättrige Kleeblätter gemeinhin als Glücksbringer, da sie in der Natur selten zu finden sind.
Nutzen Sie Glücksklee als schöne Tisch- und Partydekoration zu Silvester.

Achten Sie beim Kauf von Glücksklee darauf, dass die Stiele kurz und kräftig sind.
Damit der Glücksklee auch nach Silvester noch etwas hält, sollte er direkt nach dem Kauf in ein etwas größeres Gefäß mit mehr Erde umgetopft werden:

- Lösen Sie die zarten Pflänzchen vorsichtig aus dem kleinen Töpfchen.
- Geben Sie etwas Blumenerde in einen etwas größeren Topf und setzen Sie den Klee mittig darauf.
- Nun füllen Sie das Gefäß mit weiterer Blumenerde auf.

Bitte gießen Sie nur sparsam – bewässern Sie erst dann wieder, wenn die obere Erdschicht trocken ist.

Deko-Tipp für den Silvestertisch:
Schneiden Sie aus dunkelgrünem Tonpapier ein Kleeblatt aus und kleben Sie einen Schokoladenmarienkäfer darauf. Auf das Kleeblatt können Sie noch einen Wunsch fürs neue Jahr schreiben.

Ableger fürs nächste Jahr – und so geht's:

Wenn Sie Ihren Glücksklee übers Jahr gut pflegen, können Sie daraus fürs nächste Silvesterfest Ableger ziehen. Und so geht's:

- Stellen Sie ab August das Gießen ein.
- Setzen Sie die Knollen im September in einen dekorativen Topf mit frischer Erde.
- An einem kühlen, sehr hellen Standort wird nach dem Austrieb nur noch mäßig gegossen.
- Auch die Vermehrung durch Stecklinge ist uns ohne Probleme gelungen. Trennen Sie Blätter am unteren Ende der Stiele ab und stellen Sie diese in ein Glas mit Wasser. Nach etwa der bis vier Wochen sehen Sie die ersten Wurzeln und können den Klee dann in übliche Blumenerde umsetzen.
- Oder Sie pflanzen den Klee nach der Frostperiode direkt ins Blumenbeet im Freien. So können Sie das ganze Jahr über beim Spaziergang durch den Garten Glücksklee pflücken...

Tipp:
Wenn Sie Glücksklee selbst züchten möchten, müssen Sie bereits im Herbst entsprechende Samen oder Zwiebeln im Gartenfachmarkt kaufen und in Töpfchen aussäen.

Geselliges Erzählen und Arbeiten

Anregungen zum Gespräch

- Welche Glückssymbole oder „Glücksbringer" kennen Sie?
- Gibt es einen Glücksbringer, den Sie ständig bei sich tragen?
- Was ist für Sie der Schlüssel zum Glück?
- Wann waren Sie einmal so richtig glücklich? Mögen Sie davon erzählen?
- In welcher Situation haben Sie einmal richtig Glück gehabt?
- Was wünschen Sie sich für das nächste Jahr?

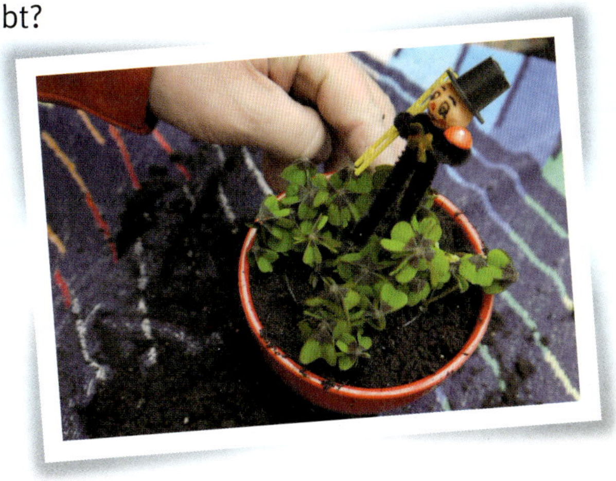

Redensarten rund ums Glück

Ergänzen Sie:
Scherben bringen ... *Glück.*
Trautes Heim, Glück ... *allein.*
Jeder ist seine Glückes ... *Schmied.*
Glück und Glas, wie leicht ... *bricht das.*
Dem Glücklichen schlägt keine ... *Stunde.*
Manch einer hat mehr Glück als ... *Verstand.*
Gelegentlich hat man Glück im ... *Unglück.*
Glücklich ist, wer vergisst, was nicht mehr ... *zu ändern ist.*

Lauter Glücksbringer

Schornsteinfeger: Einen Schornsteinfeger zu berühren verspricht Glück, ganz besonders, wenn man einen seiner Knöpfe anfasst. Er war zumindest in früheren Zeiten der erste, der am 1. Januar unterwegs war. Er klingelte bei den Bürgern des Ortes, um ihnen für das neue Jahr Glück zu wünschen.
Kleeblatt: Hat man ein vierblättriges Kleeblatt gefunden, kann es den Besitzer vor allem Bösen schützen.
Marienkäfer: Sie bescheren Glück und können Heiratswilligen einen kleinen Blick in die Zukunft werfen lassen. In der Kunstgeschichte gilt der Marienkäfer als der Himmelsbote Marias, der Kinder beschützt und Kranke zu heilen vermag.
Schwein: Schon bei den alten Römern und Griechen galt es als Symbol für Wohlstand. Den Glücksbringer gibt es in vielfältigen Arten, ob aus Marzipan, Glas, Porzellan oder mit einer Schleife um den Hals. Haben Sie ein Sparschwein? Schwein gehabt!
Hufeisen: Es muss korrekt aufgehängt werden. Hängt man es mit der Öffnung nach oben, kann das Glück hineinfallen und wird festgehalten.
Pfennig: Wer den Pfennig nicht ehrt ... Diese kleine Münze ist der Grundstock für eine reiche Zukunft. Früher hat so manch eine junge Frau sich ihre Brautschuhe mit Pfennigen zusammengespart, in der Hoffnung auf eine besonders glückliche Ehe.
Fliegenpilz: Warum er als Glückssymbol gehandhabt wird, ist nicht näher bekannt.
Brot und Salz: Die traditionellen Geschenke zum Einzug sollen sicherstellen, dass immer genügend zum Essen vorhanden ist (Brot) und dass es wohlschmeckt (Salz).

Kopiervorlagen

Dinkelkissen „Elefant“ – 3. Kalenderwoche

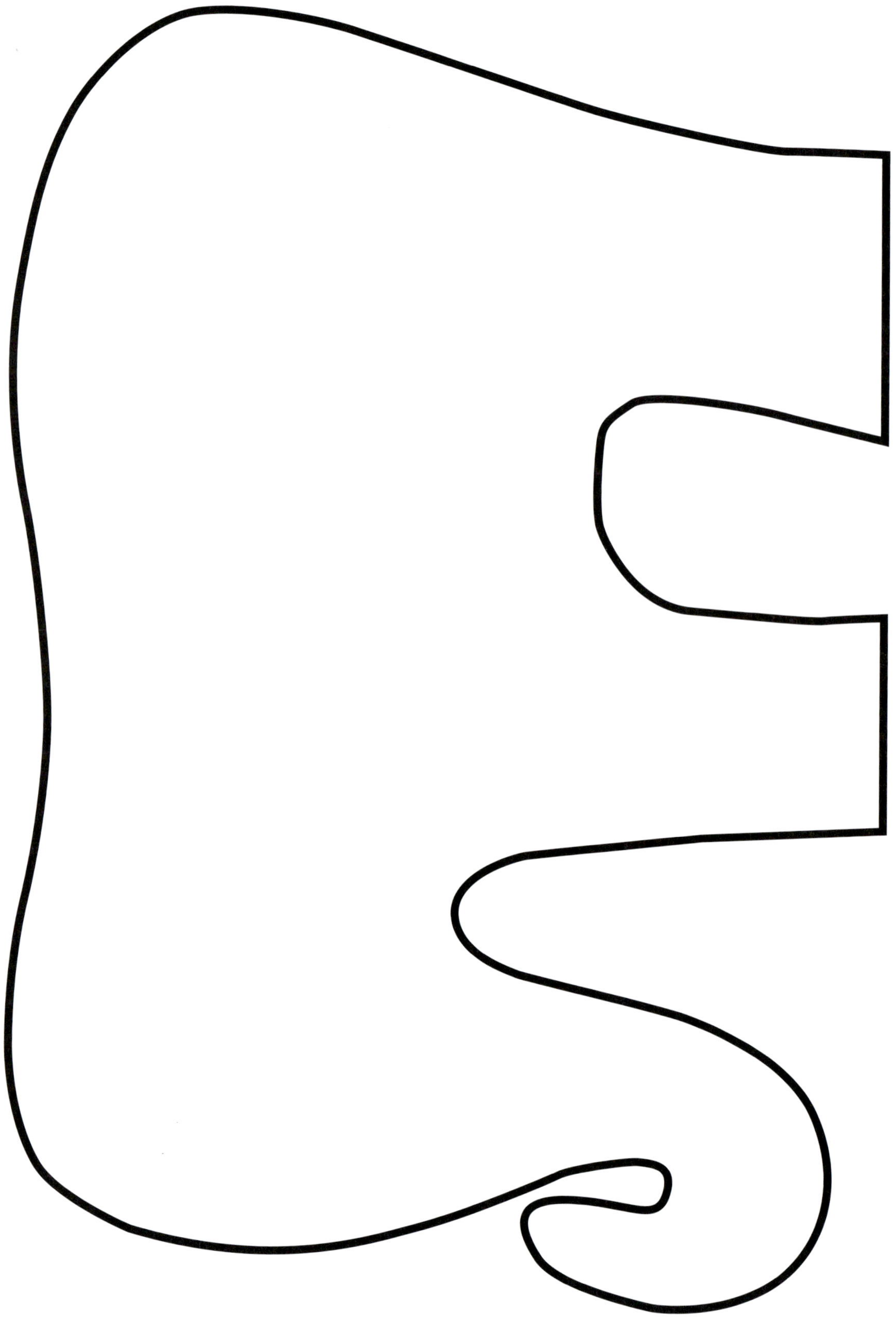

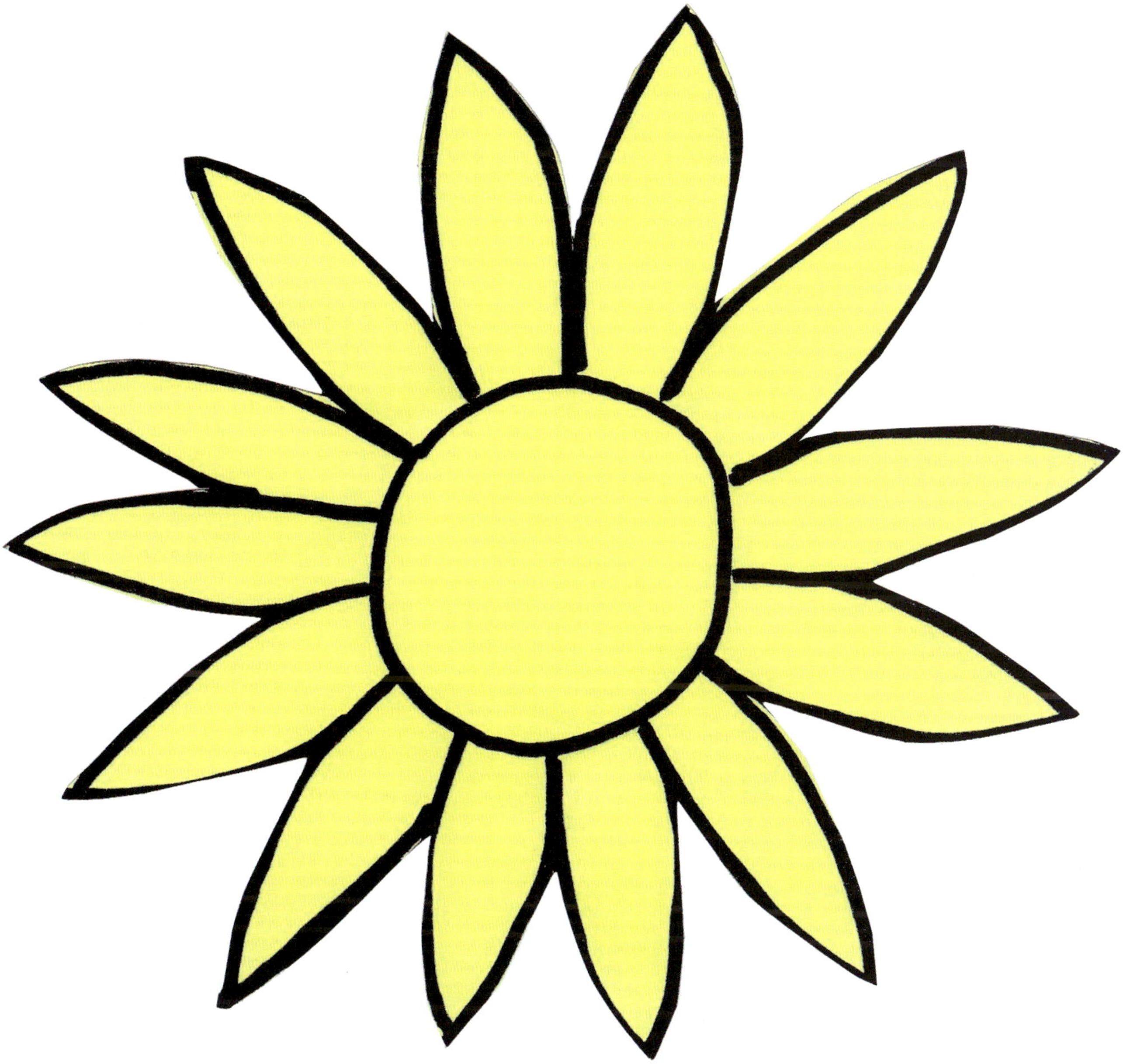

Bäume und ihre Blätter – 45. Kalenderwoche

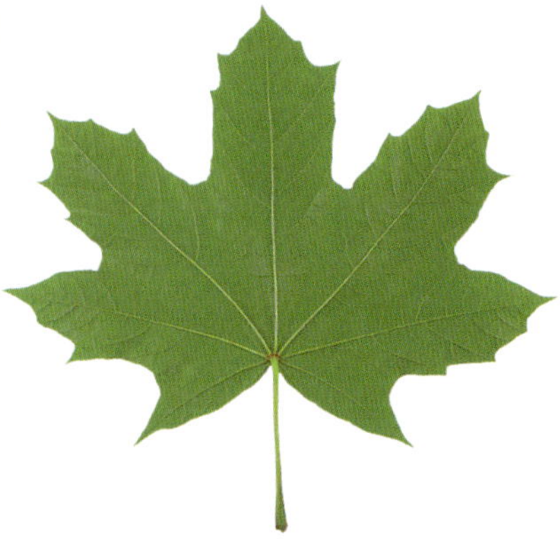

Ahorn

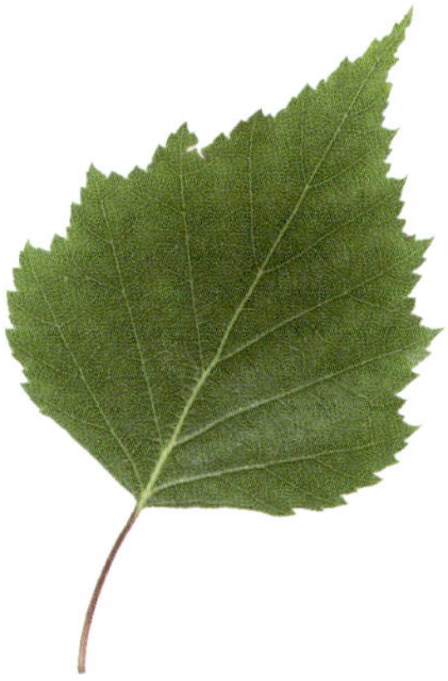

Birke

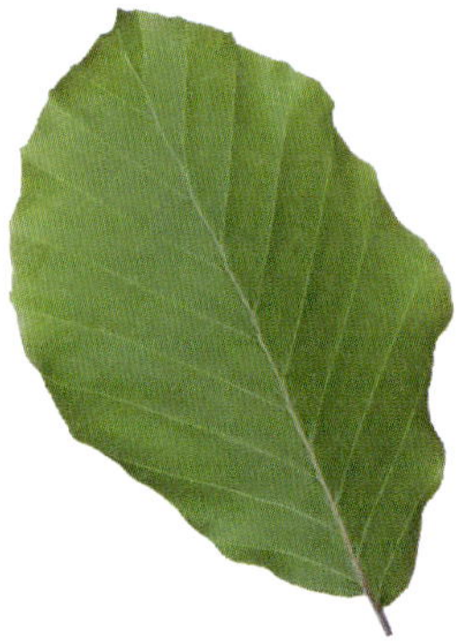

Buche

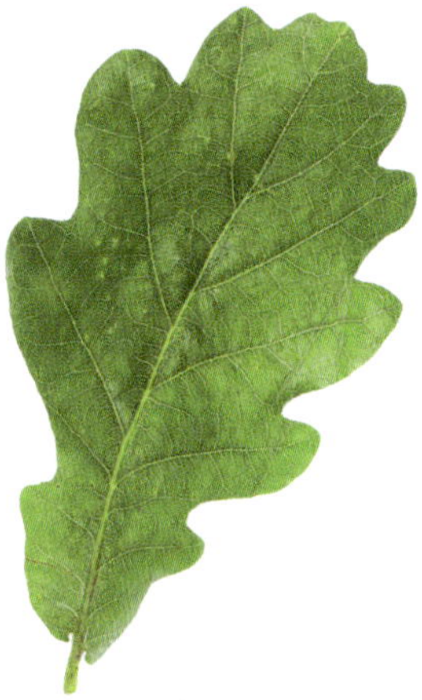

Eiche

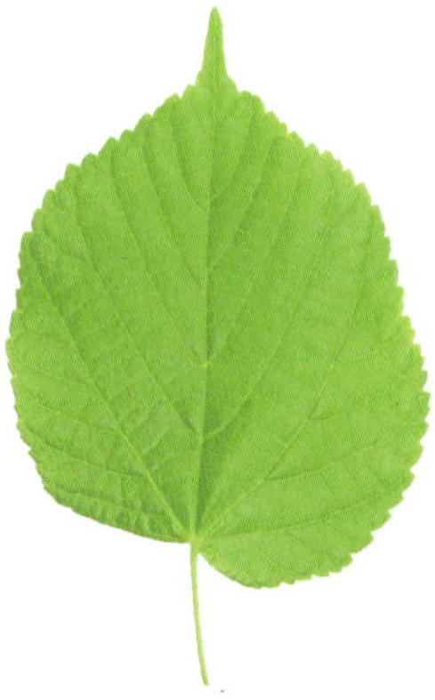

Haselnuss

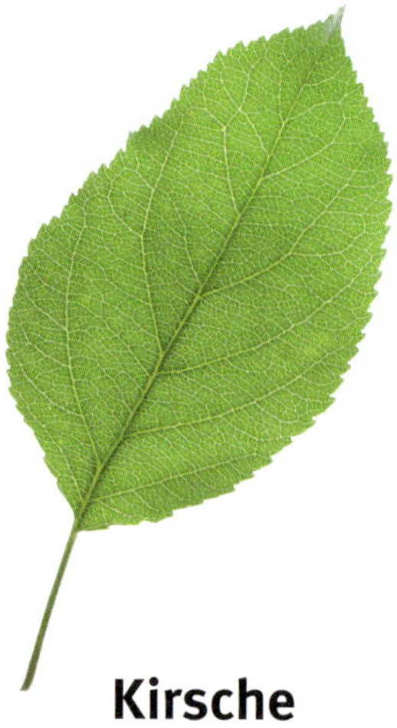

Kirsche

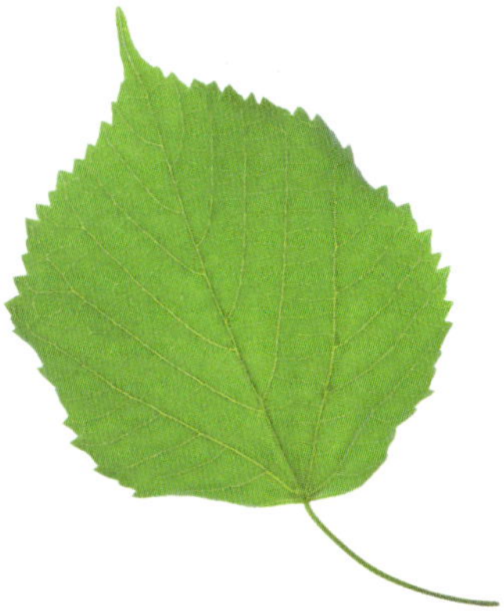

Linde

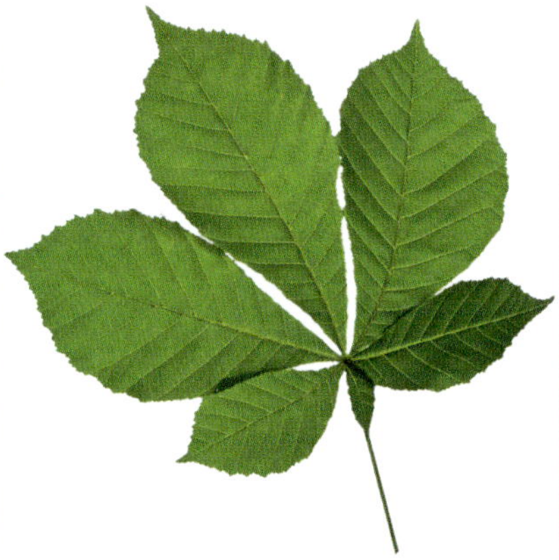

Rosskastanie

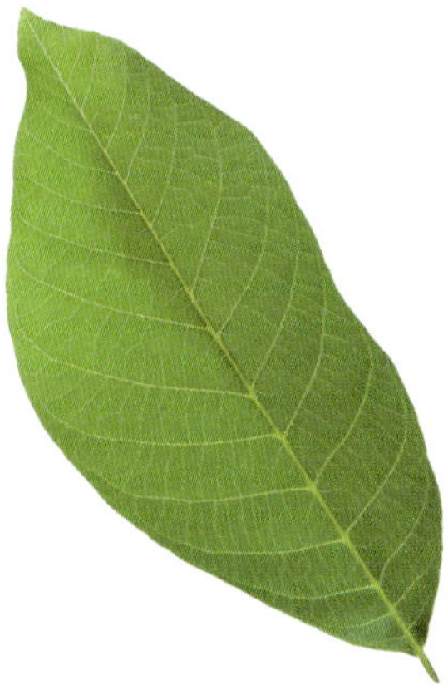

Walnuss

Stärke	Ehrlichkeit
Reife	Offenheit
Sonne	Gelassenheit
Fröhlichkeit	Herzlichkeit
Gesundheit	Frohsinn
Energie	Glück
Lachen	Liebe
Weisheit	Kraft
Ruhe	Zufriedenheit
Mut	Vertrauen
Tapferkeit	Schönheit
Verstand	Lachen

Übersicht mit Hinweisen

			Rezepte	Kreatives Gestalten	Geht schnell	Braucht Zeit
1. Woche	Januar	Was sprießt denn da?			✗	
2. Woche	Januar	Forsythienzweige				
3. Woche	Januar	Dinkelkissen		✗		✗
4. Woche	Januar	Sukkulenten		✗	✗	
5. Woche	Januar	Dekorative Vasen mit Ilex		✗	✗	
6. Woche	Februar	Alpenveilchen			✗	
7. Woche	Februar	Narzissen und andere frühe Zwiebeln			✗	
8. Woche	Februar	Tulpen – die ersten Frühlingsboten			✗	
9. Woche	Februar	Osterwiese in der Wohnstube			✗	
10. Woche	März	Gänseblümchen	✗	✗		✗
11. Woche	März	Vorfreude auf Kartoffeln			✗	
12. Woche	März	Schnittlauch & Co – Kräutergarten auf der Fensterbank	✗		✗	
13. Woche	März	Mangold und Spinat	✗		✗	
14. Woche	März	Minigarten		✗		✗
15. Woche	April	Ohne Moos nix los ... Mit Gräsern und Moosen gestalten		✗		✗
16. Woche	April	Die Erbsen wachsen sehen				
17. Woche	April	Basilikum und andere Kräuter	✗			✗
18. Woche	April	Maibaum		✗		✗
19. Woche	Mai	Frühjahrskur mit Brennnesseln	✗		✗	
20. Woche	Mai	Aloe Vera – Schönheit aus der Wüste			✗	
21. Woche	Mai	Erdbeerzeit – Sommerzeit!	✗		✗	
22. Woche	Mai	Kirschtomaten			✗	
23. Woche	Juni	Löwenzahn		✗	✗	
24. Woche	Juni	Nelken und kreative Blumengefäße		✗	✗	
25. Woche	Juni	Holunderblüten	✗			✗
26. Woche	Juni	Beerenobst	✗			✗

			Rezepte	Kreatives Gestalten	Geht schnell	Braucht Zeit
27. Woche	Juli	Pfefferminze	✗		✗	
28. Woche	Juli	Rosen	✗			✗
29. Woche	Juli	Lavendel – der Duft des Sommers	✗	✗		✗
30. Woche	Juli	Blüten für alle Sinne		✗		✗
31. Woche	Juli	Gesundheit aus der Natur	✗			✗
32. Woche	August	Sommerfest mit Sonnenblumen		✗	✗	
33. Woche	August	Hopfen		✗	✗	
34. Woche	August	Kapuzinerkresse und Ringelblumen	✗			✗
35. Woche	August	Sommerblumenstrauß		✗	✗	
36. Woche	September	Wir topfen um			✗	
37. Woche	September	Schlehen, Ebereschen und Kornelkirschen	✗		✗	
38. Woche	September	Blumenzwiebeln in Töpfen – so blüht Ihnen was im Winter			✗	
39. Woche	September	Zwei tolle Knollen – Kartoffel und Topinambur	✗		✗	
40. Woche	Oktober	Sinnesfreuden mit Kastanien	✗	✗		✗
41. Woche	Oktober	Hagebutte – die Frucht der Heckenrose	✗	✗		✗
42. Woche	Oktober	Bucheckern	✗	✗		✗
43. Woche	Oktober	Stiefmütterchen und Veilchen	✗		✗	
44. Woche	Oktober	Kürbisse		✗		✗
45. Woche	November	Bunte Herbstblätter		✗		✗
46. Woche	November	Nüsse – Nahrung fürs Gehirn	✗			✗
47. Woche	November	Herbstfreuden – mit Kohl und Äpfeln	✗			✗
48. Woche	November	Adventskranz		✗		✗
49. Woche	Dezember	Weihnachtsstern		✗	✗	
50. Woche	Dezember	Rose von Jericho			✗	
51. Woche	Dezember	Mistelzweige		✗	✗	
52. Woche	Dezember	Glücksklee			✗	

Literaturtipps

Brämer, Rainer: Grün tut uns gut. Daten und Fakten zur Renaturierung des Hightech-Menschen, in: natursoziologie.de 05/2008

Flora Gartenbuch, Gruner und Jahr 1989

Friese, Andrea: Adventskalender. 24 x Kurzaktivierung für Menschen mit Demenz, Hannover: Vincentz Network 2006

Friese, Andrea / Halbach, Anne: Das Bastelbuch. Kreatives Gestalten im Jahresverlauf, Hannover: Vincentz Network 2011

Kneipp, Sebastian: Meine Wasserkur – So sollt ihr leben, MVS Medizinverlage Stuttgart; Auflage: 7., Aufl. 2002

Kreuter, Marie-Luise: Gesundheit aus dem eigenen Garten: schön u. gesund mit Heil- u. Küchenkräutern. Der Biogarten. Heyne-Bücher Nr. 4751: Heyne-Ratgeber

Bezugsquellen

Gartenzubehör
BALDUR-Garten GmbH
Albert-Einstein-Allee 4-6
D-64625 Bensheim
Deutschland
http://www.baldur-garten.de

Bakker Holland
D-22922 Ahrensburg
Deutschland
www.bakker-holland.de

Ahrens + Sieberz
Hauptstraße 440
D-53721 Siegburg-Seligenthal
www.as-garten.de

Mobiles Tischbeet
Erlau AG
Erlau 16
D-73431 Aalen
www.erlau.com

Unser Tipp

...weitere Bücher aus der Reihe „Woche für Woche aktivieren“

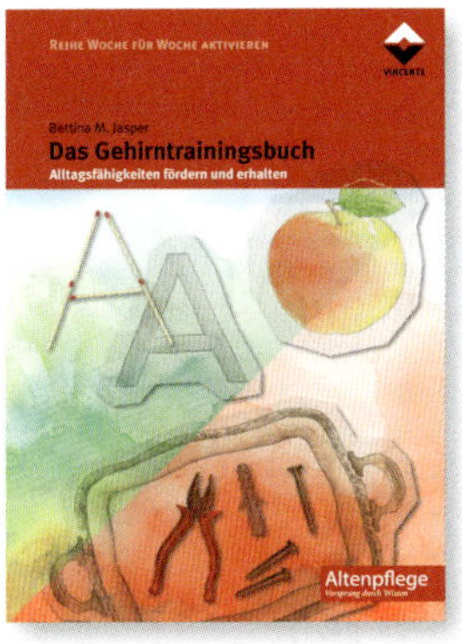

Das Gehirntrainingsbuch

Alltagsfähigkeiten fördern und erhalten

Bettina M. Jasper

Gehirntraining hält die grauen Zellen auf Trab. In 52 Praxiseinheiten stellt Bettina M. Jasper Übungen vor, die Freude bereiten. Für jede Woche des Jahres steht ein neues Übungsthema bereit. Von Wald und Flur bis Essen und Trinken. Wählen Sie zwischen verschiedensten Übungsideen, Wortsammlungen, Impulsfragen und Assoziationsübungen.

2015, 136 Seiten, kart., Format: DIN A4,

ISBN 978-3-86630-415-4, Best.-Nr. 792

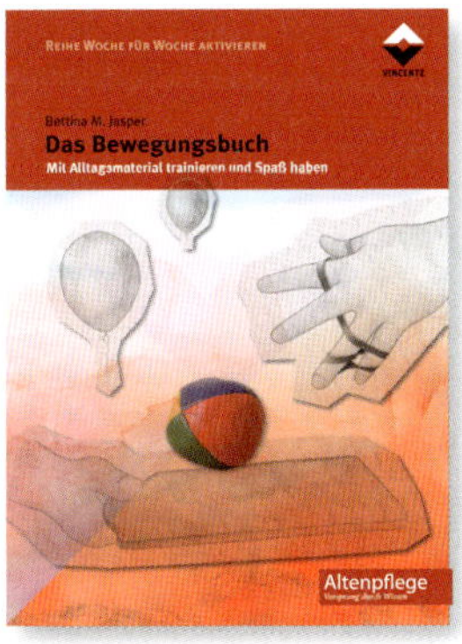

Das Bewegungsbuch

Mit Alltagsmaterial trainieren und Spaß haben

Bettina M. Jasper

Wie viel Spaß doch leichte körperliche Anstrengung machen kann! Begeistern Sie mit den Übungen aus dem Bewegungsbuch auch Gymnastik-Muffel. Nach der gemeinsamen Anstrengung geht es in Quizrunden und kurzen Gesprächen um das jeweilige Alltagsthema. Alle Aktivierungsideen lassen sich in der Gruppen- wie in der Einzelbetreuung einsetzen.

2014, 128 Seiten, kart., Format: DIN A4,

ISBN 978-3-86630-338-6, Best.-Nr. 700

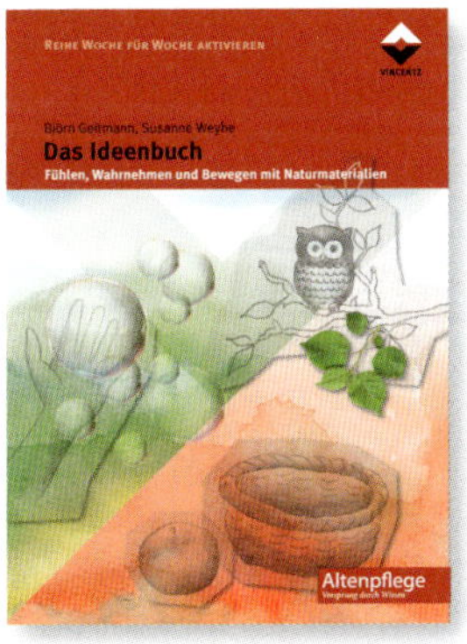

Das Ideenbuch

Fühlen, Wahrnehmen und Bewegen mit Naturmaterialien

Björn Geitmann, Susanne Weyhe

Diese Ideensammlung hält zu jeder Kalenderwoche des Jahres passende Übungs- und Bewegungseinheiten bereit – zum Erinnern, Erzählen, Erfühlen, Singen und Bewegen. Dabei kommen verschiedenste Naturmaterialien zum Einsatz. Von Kastanien über Steine bis zu Lehmkugeln. Hier finden Pflege- und Betreuungskräfte, Angehörige wie ehrenamtliche Helfer immer das Passende.

2012, 116 Seiten, kart., Format: DIN A4,

ISBN 978-3-86630-200-6, Best.-Nr. 640

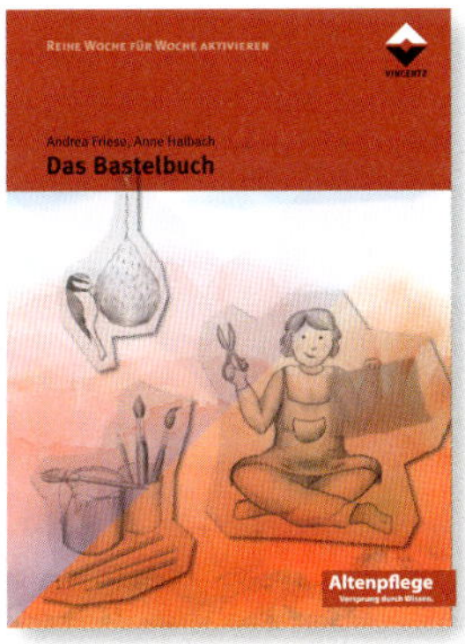

Das Bastelbuch

Andrea Friese, Anne Halbach

Viele Bastelideen finden Betreuungskräfte, Angehörige und ehrenamtliche Helfer im Bastelbuch. Von der Faschingsgirlande bis hin zum weihnachtlichen Kerzenhalter ist für jede Kalenderwoche des Jahres etwas Geeignetes dabei. Zu jeder Basteleinheit finden sich passende Quizfragen, Wortsammlungen, Gedichte und Lieder. So lädt die Bastelrunde zum geselligen Austausch ein. Die Bastelvorschläge für unterschiedlich fitte Bewohnergruppen sind praxiserprobt.

2011, 120 Seiten, kart., Format: DIN A4,

ISBN 978-3-86630-152-8, Best.-Nr. 576

Jetzt bestellen!

Vincentz Network GmbH & Co. KG · Bücherdienst · Postfach 6247 · 30062 Hannover
T +49 511 9910-033 · F +49 511 9910-029 · www.altenpflege-online.net/shop